奈曼旗老科协医药卫生分会健康教育培训教材

做自己的医生

张天文　编著

内蒙古出版集团

内蒙古科学技术出版社

图书在版编目（CIP）数据

做自己的医生/张天文编著. —赤峰：内蒙古科学技术出版社，2016.7

ISBN 978-7-5380-2688-7

Ⅰ.①做… Ⅱ.①张… Ⅲ.①保健—基本知识 Ⅳ.①R161

中国版本图书馆CIP数据核字（2016）第212134号

做自己的医生

编　　著：张天文
责任编辑：许占武
封面设计：永　胜
出版发行：内蒙古出版集团　内蒙古科学技术出版社
地　　址：赤峰市红山区哈达街南一段4号
网　　址：www.nm-kj.com
邮购电话：（0476）8227078
排版制作：赤峰市阿金奈图文制作有限责任公司
印　　刷：赤峰富德印刷有限责任公司
字　　数：205千
开　　本：880mm×1230mm　1/32
印　　张：8.375
版　　次：2016年7月第1版
印　　次：2016年9月第1次印刷
书　　号：ISBN 978-7-5380-2688-7
定　　价：32.00元

如出现印装质量问题，请与我社联系。电话：0476-8237455　8225264

序

—— 通辽市卫计委主任　王向东

　　没有全民健康，就没有全民小康。目前，心脑血管疾病等慢性非传染性疾病不仅是发病率最高的疾病，而且发病年龄也逐步呈现年轻化的趋势，成为全社会高度关注的公共卫生问题。慢性病的主要危害是造成脑、心、肾等重要脏器的损害，易造成伤残，影响劳动能力和生活质量，增加了社会和家庭的负担。慢性病的发生，除了遗传、环境等因素外，往往与不良的生活方式、生活习惯以及对健康保健知识的缺乏密切相关。普及健康知识，尤其是普及大众对危害健康的疾病防治知识，对树立正确的健康观念，科学的生活方式非常重要。

　　奈曼旗老科协医药卫生分会会长张天文同志，是一位有着丰富经验的老医务工作者，医道精湛，医德高尚。他结合自己从事40余年的医务工作经历，退休后继续发挥余热，仍然为医疗卫生事业默默地做着自己的贡献。在工作之余，查阅了大量的资料，编辑了《做自己的医生》一书。该书在坚持注重科学的前提下，重在普及医学保健知识，强调实用性，并结合人们生活中常见疾病，指导读者养成健康的生活习惯，使读者可以真正"做自己的医生"。让我们为张天文同志这种奉献精神点赞的同时，也为这样一本值得一读的好书点赞。愿我们的读者在字里行间中受益并分享，愿我们每一个家庭都幸福安康，每一个人都健康快乐！

2016.2.25

医者仁心

——通辽市老卫协会会长 马英杰

　　张天文同志从事医疗卫生工作40年，具有高尚的职业道德。桑榆之年心系百姓，为普及健康知识，培养人们良好的生活方式，高质量地延续生命，撰写了《做自己的医生》一书。我为他的这种无私奉献精神所感动，并欣喜此书即将出版发行。为表祝贺，拙作一首七律点赞：

　　辛勤耕耘几十年，卫生战线美名传，

　　医道精湛德高尚，救死扶伤民众间。

　　健康理念是主线，普及科学率垂范，

　　好书为己做医生，百姓受益万家欢。

2016.2.25

莫道桑榆晚　为霞尚满天

奈曼旗卫生局局长　王景军

他从医数十载，为无数患者治愈疾病，点燃希望；为卫生事业的发展呕心沥血，殚精竭虑。他用精湛的医术打造了好医生的标尺，他用科学的管理树立了一座奋斗者的丰碑，他就是奈曼旗蒙医院原院长张天文同志。

他虽离岗退休多年，本可安享晚年，含饴弄孙，但他身退心未退，离岗不离职，依然刻苦钻研，著书立说，在自己钟爱的事业上一路前行。为了普及健康知识，他利用工作生活之余，凭着多年积累的临床经验和对广大人民的无限热爱，查阅大量资料，精心组织调研，多方求索问证，编辑了《做自己的医生》一书，旨在普及健康教育知识，提高防病保健意识，创造美好和谐生活。

我坚信《做自己的医生》一书不仅是普及健康知识的教科书，更是人们崇尚文明、远离疾病的宣言书。全旗广大医务工作者应学习他爱岗敬业，热心公益，潜心钻研，精益求精的精神，携手并肩，同心同德，共同开创奈曼卫生事业更加美好的明天！

2016.4.28

目　　录

目

录

第一章　慢性病——让人类少活50年

在全球，心脑血管病是排在第一位的导致人类死亡的疾病。据世界卫生组织估计，每年大约有1700万人死于这种慢性病，占全球总死亡人数的30%左右。也就是说，每3个死者中，就有1个死于心脑血管病。根据目前的估计，到2020年时，这类病导致死亡的预计占死亡总人数的73%，占疾病负担的60%。我阅读了中国健康万里行组委会专家齐伯力的健康教育资料得到：联合国世界卫生组织提出"千万不要死于无知"，很多人死于无知，这很冤枉呀！大家都说要保健，要长寿，其实不知道怎么保健？国际上在维多利亚开会有个宣言，提出三个里程碑：第一叫平衡饮食，第二个叫有氧运动，第三个叫心理状态。地球人的平均寿命70岁，而中国是67.88岁，还没达到平均寿命水平。现在绝大多数是病死的，很少是老死的，应该绝大多数是老死而少数是病死，这个极端反常现象要求尽快得到纠正。

联合国表扬日本，日本人的平均寿命在世界上是最长的，他们的女性平均寿命是87.6岁，现在中国是67.88岁距离日本整整差近20岁。日本的先进经验是以社区为单位，每一个月讲一次保健课，而我们国家没有这个制度。

1. 危害人类健康最主要的敌人——慢性病

按照世界卫生组织的定义：65岁以前算中年人，65~74岁算青年老年人，75~90岁算真正老年人。那么人的生理寿命应该是多大年龄呢？按照生物学的原理，哺乳动物的寿命是他生长期的5~7倍。人的生长期是以最后一颗牙齿出来的时间(20~25岁)来计算，因此人的寿命最短100岁；最长175岁。人的寿命正常应该是120岁。应该怎么度过呢？在这120岁当中应该是70、80岁没病，90岁也很健康，活到100岁不是梦，人人都应该健康活到100岁，这是正常的生物规律。可现在的情况呢？应该平均活120岁却只有70岁，整整少活50岁。本应该70、80、90岁很健康，好多人40多岁就不健康，50多岁冠心病，60多岁就死亡了，整整提前得病50年。现在提前得病，提前残废，提前死亡已成为当今社会的普遍现象。

来自世界卫生组织的报告说，迅速加重的非传染病已是影响全球公众健康的一个主要因素。心脑血管病和糖尿病、精神病以及癌症同属非传染慢性病。

这些曾被认为只属于发达国家的慢性病，正在向中低收入国家转移，给这些经济刚刚有所起色的国家增添了沉重的医疗负担。

世界卫生组织的数据显示，2005年，在全球5800万死者中，因慢性病死亡的约为3500万，其中80%发生在中低收入国家，心脑血管病是最主要的死亡原因。中国加上印度，心脑血管病造成的负担超过了全部工业化国家疾病负担的总和。当前，心血管病（包括脑血管病）在世界上，是排在第一位导致死亡的疾病。

如果疾病是人类健康的杀手，那么心脑血管疾病就是杀人狂魔了。在中国，每年因心脑血管疾病而死亡的人数大约在300万。而以恶性肿瘤、脑卒中、冠心病、糖尿病等为代表的慢性非传染性疾病（简称"慢性病"）已成为威胁我国居民生命健康的

"主要杀手"。目前，这些慢性病无论是发病或死亡情况，不仅没有得到有效遏止，而且都呈明显上升态势。

由于慢性病是致病因素长期作用，致使器官慢慢损伤，功能逐步失调而累积成的疾病，所以其发病不明显，潜伏期较长，不容易引起人们注意，往往容易忽视一些潜在因素。慢性病的发病年龄已经不仅仅限于老年人，青壮年发病也十分常见，最近的一项调查表明，小学生肥胖、得高血压、中学生得脂肪肝、动脉硬化者越来越多。

为什么经济发展了，物质生活水平提高了，有些人反而死得更快了呢？有人认为现在心脑血管病多、肿瘤多、糖尿病多都是因为经济发达、生活富裕造成的。研究表明，这些病并不是因为物质文明提高造成的，而是因精神文明不足、健康知识缺乏而产生的。

2. 慢性病是中国人健康最大的杀手

"杀手"很可怕，没有人愿意接触这种人，如瘟疫一样避之唯恐不及。可对隐藏在我们身边甚至自己身体内的疾病这个隐形杀手，有多少人认识到了呢？

目前，慢性病已成为危害我国人民健康和社会经济发展的主要公共卫生问题，心脑血管疾病、恶性肿瘤、糖尿病是危害的重中之重。与世界流行趋势一样，我国的疾病和死亡模式已经发生了巨大变化。2012年公布的部分市县死亡率及死亡原因构成中，前5位的疾病分别是心脑血管疾病、恶性肿瘤、心脏病、呼吸系统疾病、损伤和中毒。尤其值得注意的是，我国慢性病的流行出现增长速度逐渐加快，增长幅度农村高于城市的显著特点，这对我国的劳动力人口（15～59岁）构成严重威胁，影响国民经济的发展。

中国心脑血管疾病(以下统称心血管病)发病呈增长态势。据

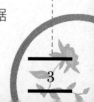

2012年中国居民营养与健康状况调查，全国居民慢性病死亡率为533/10万，占总死亡数的86.6%，心脑血管病、癌症和慢性呼吸道疾病为主要死亡原因，占总死亡的79.4%。其中心脑血管病死亡率为271.8/10万，癌症死亡率为144.3/10万，慢性呼吸系统疾病死亡率为68/10万。2014年中国心血管病主要危险因素患病人数如下：

高血压2.7亿人；

血脂异常2亿人；

肥胖7000万人，

超重2.4亿人；

糖尿病3000万人；

心力衰竭450万人；

心肌梗死250万人；

脑卒中700万人。

3. 可防可治的心脑血管疾病

心脑血管疾病是两大类疾病的总称，它可分为心血管疾病和脑血管疾病。心血管疾病以冠心病为主，冠心病又称冠状动脉硬化性心脏病，是由于供应心肌血液的冠状动脉发生粥样硬化，使动脉血管变窄，心肌供血不足造成的。由于冠状动脉病变引起管腔狭窄或闭塞的临床症状，在时间长短、程度轻重上不尽相同，因此可表现为隐性心脏病、心绞痛、心肌梗死、心肌硬化和心源性猝死等多种形式。脑血管病则是指因脑血管破裂出血或血栓形成，引起的以脑部出血性或缺血性损伤症状为主要临床表现的一组疾病，俗称为脑卒中；该病常见于中年以上人群的急性发作，严重者可发生意识障碍和肢体瘫痪，是目前造成人类死亡和残疾的主要疾病。

心脑血管疾病的大规模流行，与社会的发展和人们生活水平的提高是分不开的。现代人劳累过度，心理压力过大，平时又不注意合理安排饮食，没有养成好的生活习惯，并且较少参加必需的运动，久而久之，在体内种下恶果；另外，抽烟、过量饮酒、肥胖，这些也都是心脑血管疾病发病的诱因。

十大信号——早知道心血管疾病

（1）劳累时感到心前区疼痛或左臂放射性疼痛。

（2）夜晚睡觉时感觉胸闷难受，不能平躺。

（3）早晨起床时，若突然坐起，会感到胸部很难受。

（4）饭后胸骨后憋胀得厉害，有时会冒冷汗。

（5）情绪激动时心跳加快，胸部有明显不舒服的感觉。

（6）走路速度稍快或时间稍长会感到心跳加快、胸闷、气喘。

（7）不愿多说话，经常性浑身乏力。

（8）爬楼梯或做一些原本比较容易的活，会感觉很累，需要歇几次才能干完，而且感觉胸闷、气喘。

（9）经常性胸闷、心慌。

（10）胸部偶有刺痛感，一般1~2秒即消失。

十大信号——早知道脑血管疾病

（1）经常性头痛、头晕、耳鸣、视物不清、眼前发黑。

（2）睡眠差、梦多、觉轻或感觉老是睡不醒，醒后又很累。

（3）舌头发麻、发僵、说话不利索。

（4）手发抖、发颤，做一些日常基本动作感到困难，如穿针、扣扣子等。

（5）腿脚、手指尖或手指发麻，摸东西没有感觉，洗手、洗脚感觉不出水的冷热。

（6）嘴角常感到湿润或控制不住地流口水。

（7）思维缓慢、反应迟钝、记忆力减退、注意力不集中。

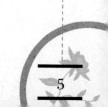

(8)会莫名其妙地跌跤。

(9)看什么都不顺眼,对人对事无原因发火。

(10)难以控制自己的情绪,经常性地哭或笑。

4. 心脑血管疾病偏爱七类人

(1)中、老年人

心脑血管疾病已成为威胁中、老年人健康的最主要疾病。尤以40~70岁的人群最常见。随着年龄的增长,人体血管(主要是动脉)的结构和功能也逐渐发生变化,形成病变,医学上称为动脉粥样硬化。这种变化在40岁以后尤其明显,即在动脉壁上发生了多个由于脂质沉积和坏死所形成的灰黄色斑块,同时伴有纤维增生,从而导致动脉壁增厚、变硬、失去弹性。一些较小的动脉发生粥样硬化就会引起组织和器官缺血、缺氧,从而产生一系列症状。在严重的动脉硬化病变部位,动脉壁变薄而向外膨出便形成动脉瘤,动脉瘤破裂则引起出血。另外,动脉粥样硬化后血管壁弹性减退,外周血管阻力增加,成为导致血压增高的主要因素。因此,中、老年人更容易患心脑血管疾病。

(2)有遗传病史的人

心脑血管疾病和遗传有一定的关系。心脑血管疾病的基础是动脉粥样硬化,动脉硬化是随着人年龄增长而出现的血管疾病,其通常是在青少年时期发生,至中老年时期发病、加重。动脉硬化形成初期,沉淀在血管壁内的脂质,只有像缝衣服用的线般粗细,随后积少成多,进而在血管壁内集成大小不一的脂质斑块,直接堵塞血管腔发病;有的脂质斑块还可脱落,随着血液流动至血管狭窄处堵塞发病。

目前发现引起动脉粥样硬化的危险因素多达百余种,其中高血压、高血脂、胖肥、糖尿病、心脏病和吸烟等最为常见。

(3)饮酒、吸烟者

吸烟是心脑血管疾病的主要危险因素。烟草燃烧产生的一氧化碳及尼古丁，可使促进动脉粥样硬化发生的低密度脂蛋白增高，使保护动脉免于发生粥样硬化的高密度脂蛋白降低，同时使血压升高，并导致动脉硬化的发生。

　　大量饮酒可使血压升高，血液呈高凝状态，引起心律失常，导致脑血流量减少。长期大量饮酒还可损害肝脏，影响血脂代谢。

　　(4) 长期心理紧张和压力大的人

　　随着社会的发展，竞争的激烈，现代人面临着各种生存压力、竞争压力、社会压力等，导致身心长期处于高度疲劳和紧张状态，对动脉粥样硬化的发生、发展有很大影响。而长期的心理紧张状态是引起血脂和血压升高的重要因素，生活紧张程度越高，心脑血管疾病发病率越高。从事紧张度高的职业，如司机、新闻从业人员、科技人员，其高血压的患病率高达11.30%；其次是电话员、教师、会计、公务员，其患病率达10.2%。说明高血压病在从事注意力高度集中、精神紧张又缺少体力活动者中容易发生。

　　(5) 糖尿病人

　　糖尿病人之所以易患心脑血管疾病，主要是因为脂质代谢紊乱。患糖尿病时，胰岛素分泌量明显不足，作为机体主要热能来源的葡萄糖不能被有效利用而大量流失，从而刺激对激素敏感的脂酶使其活性增高，促使脂肪分解供给机体热能，因此大量三酰甘油、胆固醇及游离脂肪酸进入血液；同时，脂肪的合成能力减弱，血中的低密度脂蛋白水平升高，脂肪分解产物滞留于血液中，为动脉粥样硬化的发生提供了条件，促进了心脑血管疾病的发生与发展。

　　(6) 肥胖

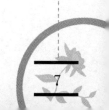

多年来医学专家进行了大量的调查研究，结果表明胖人患高血压病的概率较瘦人高2~3倍。

（7）A型性格的人

心理学家将人的性格分为A、B两种类型。

A型性格不是我们常说的A型血，而是心理学上对性格划分的一个名词。A型性格的人的特点用俗话说就是"点着火儿就急"，具体表现为：急躁、易恼火、易激动、易发怒。这种人积极向上，有才华，有创造力，办事节奏快、干练利索，遇到困难不罢休，说到做到，比较完美主义，但是不好的一面是比较容易冲动、脾气大，压力大，常为一些小事就可以大发雷霆，心理容易出现失衡。一些在工作中处于重要岗位的群体多倾向于A型性格，他们对于事业有追求，不论对自己还是对他人均有很高的要求，却常常忽视自己的健康状况，不会享受生活，常使自己整天处在紧张和压力之中。

A型性格者为何易得冠心病：人的大脑皮层就像一个司令部，统帅人体的交感神经和副交感神经，这两种神经是调节人体内脏活动的两类内脏神经。交感神经具有使心跳加快、使冠状动脉扩张的功能，副交感神经则使心跳减慢，使冠状动脉收缩。平时，这两种神经相互制约、对抗，使心脏可以正常地工作和休息。而A型性格者由于时常受一些外界因素影响，长期地、反复地、持久地处于精神紧张状态中，大脑皮层司令部容易发生功能紊乱，使得交感神经和副交感神经的平衡关系被打破，交感神经处于紧张兴奋的状态。这会促使血液中的儿茶酚胺增多，心跳加快，心肌耗氧量增加，同时促使血小板聚集，增大血液黏滞性和凝固性。另外，儿茶酚胺还会引起缺血心肌电生理活动的不稳定，容易发生严重的心律失常。因此，A型性格者更易发生冠心病和使冠心病的病情加重。

B型性格的人恰恰相反,大多与世无争,办事稳健,心平气和,随遇而安,悠然自得。他们行动慢、效率低,没有争强好胜的压力,泰然自若,稳扎稳打,轻松平和地享受生活的乐趣。

点评:

研究认为,A型性格的人与心脑血管疾病,特别是冠心病,有一种特殊的"缘分"。据报道,我国患冠心病的高级知识分子中,A型性格者占70%,而B型性格者仅占30%。

5. 6种不良生活方式是慢性病的罪魁祸首

(1)膳食结构不合理吃出来的慢性病

☆ 食谱单一,油脂过量

油脂类可供给热量,促进脂溶性维生素的吸收,供给不饱和脂肪酸。食入过多的不饱和脂肪酸,会引起生理紊乱和疾病,增加胆固醇的吸收,加速衰老进程,诱发胆石症的发生,还有助于癌细胞的生长。

对策:为防治冠心病、糖尿病、高血压及高脂血症等,我们应该控制脂肪的摄入量。膳食油脂不宜过多,也不是越少越好,世界卫生组织指出,每日脂肪摄入量应小于总热量的30%。一般每人每天以25~40克为宜,动物脂肪和植物油要搭配食用。

早在两千多年前,我们的祖先根据实践经验提出了适合我们人体特征的膳食结构为"五谷为养,五果为助,五畜为益,五菜为充,气味合而服之,以补中益气"。主食与副食合理搭配,荤菜和素菜合理搭配,是最适合我们的膳食结构。

☆ 控制食盐的摄入量

食盐是人体不可缺少的化学元素,但饮食过咸可使人罹患高血压,加重心脏负担,引发心力衰竭,出现全身浮肿及腹水。每日吃盐7克以上者,高血压患病率显著增高。高盐饮食,尤其与高热能饮食同时并用时,会增加胃黏膜损伤,破坏胃黏膜屏障,继而受致癌物质作用而发病。

患有肾炎、肝硬化的人，也会因饮食过咸而加重水肿症状。盐摄入的过多还可能是一种促癌剂，成为促使胃癌发生的因素之一，有害健康。

对策：世界卫生组织（WHO）推荐健康人每日吃盐量不宜超过6克。糖尿病非高血压患者不超过5克；高血压患者不超过3克；糖尿病高血压患者不超过2克。

☆ 不注意膳食的合理搭配

人体处理动物脂肪的能力是有一定限度的，如果长期大量进食肉类食物，胆固醇就会在体内堆积，沉积在血管壁上，造成动脉粥样硬化，轻者会出现心绞痛，重者则导致心肌梗死或突发性心脏病。医学研究表明，过多食用肉食，增加多种癌症的风险，同时，胆结石和胆囊炎的形成与摄入胆固醇过多有关。

素食含热量低，蛋白质与脂肪严重不足，长期以素食为主容易引起营养不良，单纯素食还容易引起微量元素和维生素缺乏症。

对策：正确的饮食不是扬素弃荤或扬荤弃素，而是荤素兼顾的平衡饮食。食用荤菜时，也别忘多增加蔬菜、瓜果、薯类、菌类和茶等碱性食物的摄入。

☆ 水果和蔬菜摄入不足

2002年相关部门进行的"中国居民营养与健康状况调查"显示，每人每天吃的蔬菜类只有276克，水果类45克，远远低于所建议的标准。特别是深色绿叶蔬菜，中国人吃得还不够，此类蔬菜中含有较多的类胡萝卜素、维生素C及多种抗氧化成分，恰好是中国人最缺乏的。

对策：尽可能多吃菠菜、小白菜、油麦菜等绿叶蔬菜，红辣椒、胡萝卜、番茄等红色蔬菜，以及土豆、南瓜、红薯等黄色蔬菜。

☆ 被遗忘的膳食纤维

膳食纤维主要是指随食物摄入体内的不被分解的纤维。主要来自于植物的细胞壁，包含纤维素、半纤维素、树脂、果胶及木质素等。纤维在保持消化系统健康上扮演着重要的角色，能刺激肠道蠕动，清洁肠壁和增强消化，减少慢性便秘。纤维同时可稀释和加速食物中的致癌物质和有毒物质的移除，保护脆弱的消化道和预防结肠癌。纤维可减缓消化速度和快速排泄胆固醇，所以可让血液中的血糖和胆固醇控制在最理想的水平。因此，对心血管类疾病、糖尿病、结肠癌等有一定的预防作用。

提高膳食中的膳食纤维含量，可使摄入的热能减少，在肠道内营养的消化吸收也下降，最终使体内脂肪消耗而起减肥作用。

对策：在每天的饮食中，应适度增加富含膳食纤维的食物，如：粮食、杂粮、豆类、蔬菜、水果等食品。因为膳食纤维在加工的过程中营养流失很严重，所以食物不要做得太精细。一个健康的成年人，每天的纤维素摄入量以10~30克为宜。

☆ 主食不可以少吃或者不吃

主食，主要是指粮食，包括米、面、杂粮、薯类等。主食的主要成分是碳水化合物，也就是糖。俗话说，"人是铁，饭是钢"。如今越来越多的都市人却对米、面等主食"敬而远之"。饭越吃越少，源于人们对膳食结构有误解。

"食物多样，谷类为主"。具体说，一个成年人每日粮食的摄入量以400克左右为宜，最少不能低于300克。人体每天需要的热量是随需要决定的，必须摄取。热量的来源是蛋白质、糖类和脂肪，而主食是糖类的主要来源。如果不吃主食的话，热量就会从蛋白质和脂肪中转化，其他食物必然增多，造成膳食中某种营养素过少而其他营养素过多，这样的饮食是一种失衡的饮食。人体的蛋白质就会缺乏，长此以往就会造成人体营养不良。谷类食物除为人体提供能量外，还是B族维生素的主要来源。如果平时主食吃得过少甚至不吃，就会导致维生素B的缺乏。

很多人认为鸡鸭鱼肉才是荤菜，忽视了大豆蛋白的营养价值。其实，动物蛋白和大豆蛋白是可以互补的。

蛋白质是组成人体细胞、组织的十分重要的物质，人体的代谢活动、生理功能、抗病能力、酸碱度调节、体液平衡以及遗传信息传递等，均同蛋白质密切相关。而黄豆和豆制品也是优质蛋白质，除蛋氨酸较少外，其余均较多，特别是赖氨酸含量较高，从这个意义上讲，大豆是人们日常饮食中不可缺少的食品。

豆制品除了富含优质蛋白外，最突出的特点就是蕴藏有一种被称为异黄酮的特殊物质，它在人体保健中发挥着重要作用，享有"健康卫士"的称号。更年期女性多吃豆类，是最好的雌激素替代疗法，可以帮助女性顺利度过更年期。

☆ 三餐不当小心成三高

所谓的"三高"就是指高血脂、高血糖和高血压。"三高"属于现代生活方式病，也属于"富贵病"的范畴。

生活节奏快，夜生活丰富，晚上睡得迟，早上起得晚，许多人为了省时间不吃早饭。另一部分人可能随便吃点东西就匆匆上班；午餐由于中午时间有限，为了方便和节省时间，盒饭、方便面或者洋快餐成了他们午餐的主角；而晚餐应酬多，经常参加宴会、酒席，喝酒多。经常"肥甘厚味"，这就容易出现因高油、高盐、高糖而产生代谢问题，导致高血脂、高血压、高血糖、脂肪肝、肥胖、便秘等问题——出现。

高油脂易导致高血脂与肥胖的问题；高盐容易诱发高血压，也会影响肾脏健康，若是吃得太咸，饭后常觉腰酸，表示对肾脏造成负担；高糖度的精致甜食，会改变血液酸碱度，降低机体免疫力，引起经常性感冒以及龋齿、骨质疏松等病症。吃糖过多还会影响体内脂肪消耗，造成脂肪堆积，导致血脂过高、动脉血管硬化和肥胖症。

☆ 动物性食品过多

有的家庭餐桌上肉类是主要食谱。动物脂肪对心血管是非常不利的。动物脂肪在碳水化合物不足的情况下代谢不完全，会使血液中积聚有毒的废物——酮。酮能引起恶心、疲劳以及损害脑部健康。近年来，这类疾病的发病率明显上升，与不以谷物为主食、动物性食物摄入量增加有很大的关系。

相对其他肉类，猪肉所含胆固醇和饱和脂肪最高，所以这种饮食结构在引发肥胖的同时，还会带来与肥胖相关的一系列问题，例如高脂血症、冠心病、脂肪肝、胆囊炎等等。

高动物蛋白质饮食很容易引起钙缺乏症。动物性蛋白质的摄取量越多，钙质排出体外的机会就相对增加。实验证明，每天摄入80克动物蛋白质，会造成37毫克的钙流失。

肉类食物的动物蛋白、动物脂肪含量高，又缺乏纤维素，容易造成致癌物浓度增高，引发大肠癌。

肉类在餐桌上占据稳固的"主角"地位，已是导致肥胖、高血脂、高血压、高血糖、冠心病和大肠癌、乳腺癌等令人痛苦和困惑的"富贵病"的主要病因。

☆ 长期饱食，胃肠没时间休息

长期饱食会使人体弱多病。经常饱食，尤其是过饱的晚餐，因热量摄入太多，会使体内脂肪过剩，血脂增高，导致脑动脉粥样硬化。还会诱发胆结石、胆囊炎、糖尿病等疾病，使人未老先衰，寿命缩短。

常常饱食，食物总是填满胃部，实际上就是取消了人的消化系统这部机器应有的休养机会，由于食物长时间滞留胃中，逼迫胃大量分泌胃液,破坏胃黏膜,容易产生胃糜烂、胃溃疡,还能诱发胃癌。

长期饱食还会使人体内甲状旁腺激素增多,容易使骨骼过分脱钙,造成骨质疏松。如果年轻时就经常饱食,到了老年,由于体内甲状旁腺激素含量明显增加,即使摄取较多的钙,也难以沉着于骨骼之中,比起正常人来说更易患骨质疏松。

最新研究认为,有一种被称为纤维芽细胞生长因子的物质,饱食后在大脑中的含量比饭前增加数万倍,而这种因子是脑动脉硬化的主要原因。

长期饱食还会使大脑早衰,引起头脑迟钝,记忆力下降,思维迟钝,注意力不集中,应激能力减弱。

(2)吸烟:吞云吐雾,世界性瘟疫

☆ 烟气含69种致癌物质

世界卫生组织估计,在世界范围内,死于与吸烟相关疾病的人数将超过艾滋病、结核、难产、车祸、自杀、凶杀所导致死亡人数的总和。

全世界每年死于与吸烟有关疾病的人数高达300万,相当于每10秒钟就有1人死亡。专家预计这一数字在2020年会上升到1 000万人。为此联合国确定每年5月31日为全球戒烟日,世界卫生组织把吸烟看成二十世纪的瘟疫。

有人喜欢吸烟时的"潇洒",有人拿吸烟解闷儿,对吸烟造成的危害不以为然。科学家对香烟成分进行长期的研究指出,香烟烟气中的化学成分多达5068种,其中69种为致癌物,包括一些促癌剂或辅助致癌物。例如,香烟在燃烧过程中生成的多环芳烃苯并芘以及多种亚硝胺等化学致癌物,仅就致癌的亚硝胺化合物而言,就有10多种,特别是由烟碱生成的香烟中特有的亚硝胺,例如,去甲烟碱亚硝胺,具有强烈的致癌性。

尼古丁毒性极大，同时会使中枢神经产生依赖，这是人们对香烟上瘾的主要原因，戒断时会产生头痛、失眠、烦闷、暴躁、注意力不集中等不适。苯并芘对人体有强烈毒性，可引起多种中毒性病变，与某些癌症有关。美国一个癌症中心研究证实，烟雾中多环芳香烃类化合物吸入肺时，被体内一种多环烃活化酶氧化成苯并芘二醇环氧化物，这种物质会使抑制肿瘤的P53基因突变而发生肺癌。另外，几乎所有的机体组织、器官或系统均可受到吸烟的影响，其中最敏感的部位是呼吸系统、循环系统、神经系统，致癌的主要器官是肝脏、食管、肺、胃和肾，其次是鼻腔、气管、胰腺、口腔等。

☆ 被动吸烟对心血管病发病与死亡的影响

吸烟者心血管疾病（简称CVD）发病危险增加，被动吸烟者CVD发病危险也增加。10年前已有研究明确证实被动吸烟对心血管系统的危害。此后的研究进一步量化分析了被动吸烟对CVD的危害程度。对18项流行病学研究的荟萃（Meta）分析结果显示，被动吸烟者冠心病的发病危险增加25%。其中队列研究显示：被动吸烟者的发病危险增加21%；病例对照研究显示：被动吸烟者的发病危险增加51%。

中国学者于1997—2000年对60377名40~70岁妇女的调查显示，在家中被动吸烟的妇女，患脑卒中的危险性随丈夫每天吸烟量加大而增高，丈夫每天吸烟量为1~9支、10~19支和>120支，则妻子脑卒中患病危险分别为28%、32%和62%。另有香港研究证实，长期在家里吸二手烟的女性，患冠心病的风险比其他人高1.6倍，且接触二手烟的时间越长，患病机会也越高。

☆ 喝咖啡时吸烟

据《美国大学心脏学》的研究统计，喜欢用咖啡和香烟开始一天生活的人，其动脉血管会遭到很大破坏，这种生活习惯可以说一点好处也没有。

如果在吸烟的同时饮用咖啡，其危害，还不只加倍，它们能够互相反应，对人体的供血系统产生长期的破坏作用。它会使主动脉血管发生暂时性硬化，破坏人体供血系统，将会使心脏工作负担增加，并升高血压来保证身体的血液供应，长期下去，极易导致心脏病突发和卒中。所以，在吸烟的同时不要喝咖啡，以减少烟草和咖啡因叠加对身体的危害。

☆ 饮酒的同时吸烟

吸烟的人往往在喝酒时吸得更多，这是一种极其不好的习惯。因为，饮酒的同时吸烟，双管齐下，对身体的危害具有协同作用，二者都能使对方的毒性增强。

烟中的致癌物质被人体吸入口腔、鼻、咽喉、气管和肺以后，以烟焦油形式沉积在上述器官的表面，当饮酒伴随吸烟时，黏附在口腔、咽、喉上的烟油就会随酒下肚，烟气中的烟碱、焦油溶于酒精中，并且能非常迅速地被吸收到血液里，扩散到体内。饮酒时吸烟，在血液中烟碱的含量比单纯吸烟更高，危害更大。

另外，烟草毒还具有影响肝脏不能及时地促使酒精在体内代谢的作用，从而导致酒精中毒。因此，饮酒时忌吸烟。

☆ 熬夜吸烟，疲马加鞭

熬夜族每当人困马乏时，很多人习惯点上一支烟提神。可你知道吗?熬夜时吸烟无异于雪上加霜。

夜间是细胞分裂最旺盛时期，睡眠不好，加上长期熬夜降低抵抗力，人体很难控制细胞发生变异而成为癌细胞。而香烟中的焦油含有至少69种致癌物质，这些物质又可使正常细胞癌变，增加20多种癌症发生的机会。

熬夜使人的生理处于应激状态，在熬夜时，肾上腺素的分泌较按时作息的人明显增加，此时吸烟会迅速产生有害物质，危害心血管,使血压升高、心率增快,使动脉硬化提速。

长期熬夜者,白天补觉,接受不到紫外线照射,缺乏维生素D,易发生骨质疏松。而烟草中所含尼古丁焦油等,则可以影响机体内分泌调节及骨骼的血液供应,促进骨吸收而抑制骨生成,会诱发或加重骨质疏松。

因此如果不得不熬夜,应避免久坐,适当运动,工作间歇适当休息,尽量不要熬通宵,"资深"烟民尽量少吸烟。

☆ 上厕所时最好别吸烟

有的人总是上厕所时吸烟,这是非常不卫生也不健康的生活习惯。厕所里空气氨的浓度比其他地方要高,氨对人体的刺激性非常大,上呼吸道受到严重刺激,其防御能力就会大大降低,很容易患上呼吸道疾病。

除了氨气以外,厕所的空气里还夹带一些有毒气体,氧气含量却相对不足,而烟草在低氧状况下会产出更多的二氧化硫和一氧化碳,连同厕所里的有毒气体以及致病细菌等大量被吸入肺中,容易损害中枢神经;使心脑血管疾病的发病率也增加,使冠心病人诱发心绞痛,气管炎患者急性发作等。

☆ 早晨起床时抽烟

很多老烟枪清晨醒来第一件事就是点燃一支香烟,还美其名曰"早烟提神"。殊不知,清晨的这根烟对健康的损害更为严重。

经过一夜的休息,机体大部分组织器官新陈代谢能力较低,呼吸的频率较慢,体内滞留的二氧化碳较多,又因为经过一个晚上,房间里的空气没有流通,甚是污浊,混杂着香烟的烟雾又被重新吸进肺中,从而产生气闷、头晕、乏力等症状。加上烟中尼古丁等多种有毒物质刺激支气管,久而久之就会引发慢性支气管炎等呼吸系统疾病。

有句谚语 "早上吸烟,早归西天",已为人们敲响了警钟。虽然说得有些夸大，但在一定程度上也可以说明早晨吸烟的危害性和严重性。

☆ 饭后立即吸烟

不少人有饭后马上吸烟的习惯。"饭后一支烟，赛过活神仙"，这对吸烟者来说是一种非常有害的误导。

饭后吸上一支烟，确实能给人带来暂时的快感。这是因为饭后一些酸性物质仍然残留在口腔里，一时半会儿不会马上消失。其实，从医学角度来分析一下饭后吸烟的害处，则是很明显的事实。实际上，饭后吸一支烟，比平常吸十支的毒害还大。

饭后吸烟会促使胆汁分泌增多，导致胆汁性胃炎，还能使胰蛋白酶的分泌受到抑制，妨碍食物的消化，时间久了会使胃黏膜血管收缩，导致酸碱度平衡失调，引起胃功能紊乱，从而形成胃肠道疾病。

更为重要的是，人吃饭后，热量会大大增加，内脏器官开始兴奋，如胃肠运动加强，血液循环加快，全身的汗毛孔都张开，身体在对食物积极消化、吸收的同时，对香烟烟雾的吸收能力也增强，吸进的有害物质也增加，实验证明，饭后一支烟，比平时吸烟中的毒还要大。

而且，吸烟者幽门括约肌处于松弛状态，而位于幽门以下的十二指肠中的胆汁则反流入胃内，高浓度的胆盐对胃黏膜有很大的损害作用，日久即易生成胆汁反流性胃炎。

（3）长期熬夜为慢性病埋下隐患

☆ 熬夜：人与健康的一场PK

由古至今，人们一直习惯于"日出而作，日落而息"。不过，随着生活方式的多元化趋势，越来越多的人群加入到"熬夜族"的行列。熬夜对个人的健康是一种慢性危害，严重的会影响细胞正常代谢，使内分泌功能混乱、身体的抗病能力下降，从而导致各种疾病的发生。

人与自然界是一个统一的整体。人体的生物钟应当顺应大自然，日出而作，日落而息，才能保持健康。熬夜会使生物钟紊乱，第二天的生活节奏因此而改变。

偶尔晚睡不会破坏人体生物钟的和谐，但若长期熬夜，人在应激状态下皮质激素就会大量分泌，这种激素可维持人的活动能力，使其达到较高水平。一旦分泌状态被扰乱，就会影响它的正常工作。但是长期上夜班的"夜猫子"们最好别轻易改变已经长期建立的生物钟，否则反倒容易失眠。

☆ 免疫力下降，疾病找上门

随着现代生活节奏的加快及学习、工作压力的加大，熬夜已成为许多人的生活方式之一。但从健康角度讲，熬夜害处很多。熬夜会对身体造成多种损害，如疲劳、免疫力下降。

人体的免疫力包括特异性免疫和非特异性免疫，当机体有过度疲劳、营养失衡、压力过大等情况出现时，非特异性免疫力就会产生不同程度的下降，这样人体的免疫力也会大大下降，而长期熬夜就是导致这种后果的不良习惯之一。免疫力下降后，感冒、胃肠感染、过敏等等的自律神经失调症状都会找上你。

☆ 熬夜前，晚餐吃得太饱

为了熬夜时不饿，熬夜者往往在晚饭时吃得东西比较多；或者夜里饿时吃东西。

晚餐吃得过多，可引起胆固醇升高，过多的胆固醇堆积在血管壁上，刺激肝脏制造更多的低密度与极低密度脂蛋白，久而久之就会诱发动脉硬化和心脑血管疾病。

长期晚餐过饱，摄入过多热量，反复刺激胰岛素大量分泌，往往造成胰岛素β细胞提前衰竭，埋下糖尿病的隐患。

晚餐过饱，必然有部分蛋白质不能被消化吸收，这些物质在肠道细菌的作用下，产生一种有毒有害物质，再加之睡眠时肠壁蠕动减慢，相对延长了这些物质在肠道的停留时间，促进大肠癌的发生。

因此熬夜者要按时进餐，以清淡为主，但不能吃得太饱。另外，如果熬夜时要吃东西，最好选择吃热的食物。熬夜后早饭一定要吃饱，而且最好不要吃凉的食物。

☆ 依赖提神食品

咖啡虽然提神，却会消耗维生素B族，缺乏维生素B的人本来就容易累，这样会形成恶性循环。此外，夜晚空腹喝含咖啡因的饮料，会对胃肠黏膜造成刺激，引起腹痛。

市场上有一些针对熬夜人士的提神口服液，这些口服液的主要成分是维生素B、维生素C、咖啡因、中药成分等，对提神有一定的效果，但常喝会产生依赖；而且其潜在的负面影响也不可忽视。

熬夜时最好喝热的饮品，浓度不要太高。建议可以喝绿茶、枸杞大枣茶或菊花茶，或者补充足够的白开水。

☆ 以泡面填饱肚子，错上加错

很多熬夜族身边都会放一些方便面，饿了的时候顺手拿来充饥。尽管现在很多方便面等都宣称非油炸的，但多少都会含有食用油，晚上运动量较少，脂肪容易沉积，引起肥胖。而且方便面放置的时间长了，油脂就会被空气氧化分解，生成有毒的醛类过氧化物。吃了这种已变质的方便面，会引起头晕、头痛、发热、呕吐、腹泻等中毒现象。

(4) 不良饮酒习惯对身体有百害而无一利

☆ 饮酒引起的慢性中毒

慢性酒精中毒系由长期嗜酒引起，严重影响身体健康，可损害机体的各个系统。慢性酒精中毒者由于脑部受损害可引起神经精神的改变，逐渐出现智力衰退，意识涣散，记忆力和判断力下降。某些患者可出现具有鲜明生动幻觉的谵妄，并伴有手、舌和全身的明显震颤。由于乙醇对内分泌腺的影响，常导致性欲下降，出现嫉妒妄想等种种反常行为，也可出现幻觉症。部分患者可有肝硬化、慢性胃炎、内分泌和代谢紊乱。有的伴有周围神经炎、震颤等。

☆ 嗜酒其实是种精神病

在慢性酒精中毒中，按照症状轻重分为酒依赖、震颤谵妄、幻觉症、幻听症和脑病数种，其中最严重的脑病又分为维生素B严重缺乏导致的韦尼克斯脑病、近期记忆障碍的柯萨斯夫综合征和慢性酒精中毒性痴呆。其中慢性酒精中毒性痴呆者的大脑皮层萎缩，已经不再像正常人那么饱满，就像得了老年性痴呆者的大脑一样，是一种无法逆转的毁灭性疾病。

很多人都认为啤酒含酒精量不高，喝三五瓶没什么问题，甚至有些人把啤酒当水喝，用来解渴，殊不知甜美的啤酒也会导致疾病的发生。

啤酒中的某些特殊成分能削弱胃黏膜的自身保护机制，过量饮用啤酒，会使胃黏膜受损，造成胃炎和消化性溃疡，出现上腹部不适、食欲缺乏、腹胀和泛酸等症状。

啤酒里含有一定量的酒精即乙醇，乙醇通过胃肠道进入血液，在肝脏中转化成为乙醛，再转化成乙酸，患有肝脏疾病的人由于肝功能不健全，对乙醇的解毒能力有不同程度的降低，会造成乙醇的毒性在肝脏内蓄积，使肝细胞受到损害。

啤酒中的乙醛是一种对肾脏有较大刺激性的有害物质，而肾脏并无此解毒功能，所以会影响到肾脏的功能。

用来酿造啤酒的麦芽汁中，含有钙、草酸、鸟核苷酸，这几种物质能促使尿路结石的发生。

饮啤酒过量还会降低人体反应能力。

美国癌症专家发现，大量饮啤酒的人患口腔癌和食道癌的危险性要比饮烈性酒的人高3倍。

☆ 空腹饮酒

在日常生活中，人们常常先饮酒，后吃饭，因而喝酒时，机体往往处于空腹饥饿状态，血中胰岛素浓度处于低水平，而胰高血糖素浓度则处于高峰。如果在饮酒的同时吃了大量的高蛋白、高脂肪、低糖的食物，这既刺激胃肠分泌消化液，也刺激了胰岛β细胞分泌大量胰岛素，又因饮酒时糖或淀粉类食物的摄入甚微，结果使血糖浓度急剧下降。

同时，空腹饮酒时肝脏很快将酒精吸收，进而抑制了肝糖原的分解和糖原异生，这就很容易导致低血糖症的发生，所以，低血糖症大多发生在开始饮酒后不久。

饮酒时，酒精由胃和小肠吸收，进入血液，再由肝脏解毒，对人身体的各个器官产生作用。如果空腹时饮用酒精浓度超过40%的烈酒，人体内的氨基酸和叶酸严重缺损，而且酒精阻碍了蛋氨酸和叶酸的吸收，容易患上结肠癌。同时，空腹饮酒也大大提升了血液的酒精浓度，加大了酒精对人体的危害。

☆ 睡前饮酒

有人喜欢在睡前饮酒。但"饮酒助眠"实不可取，因为酒后入睡其大脑活动并未停止，甚至比不睡时还要活跃得多。因而在酒后醒来的人们，常会感到头昏脑涨、头痛等不适症状。

晚饭后至睡前，经过几个小时的消化吸收，腹内食物已经很少，酒精很容易被吸收入血，而导致血液中酒精含量高，强烈刺激血管内壁，会使血压升高，这会使已经硬化了的脑部血管破裂，导致脑出血。

喝了含酒精的饮料半小时后入睡的人，呼吸停止10秒钟以上的次数为110次，而未喝酒的人不超过20次。因为酒精对中枢神经系统的呼吸中枢有抑制作用，从而使入睡后出现呼吸紊乱的现象。这对于既往心肺功能不好或有疾病的人来说更为不利。

酒中含有许多有害物质，白天人体新陈代谢较旺盛，酒中毒素相对容易被排泄，但夜晚人体新陈代谢减慢，肝解毒功能也相应减弱，此时饮酒，有害物质容易积蓄，故对健康极为不利。

☆ 吃西药时饮酒

正在服西药的人群千万不要喝酒，否则美酒加上西药，只会酿出一杯对人体有害无益的"毒酒"。

①安眠药

镇静、安定、催眠类的药物和酒一起服用，会使中枢神经受到抑制，轻则昏昏欲睡，身体不协调；重则使抑制加深，呼吸困难，血压下降。若饮酒过量，还会因呼吸中枢麻痹而死亡。

②降糖药

酒类可加剧胰岛素和格列本脲的作用，引起低血糖性休克，加重药物的不良反应，诱发乳酸血症。

③阿司匹林

阿司匹林对胃的刺激很大，容易引起胃肠道出血，如果服药时还喝酒，药物引起的不良反应"如虎添翼"，可以发生消化道大出血。

④利尿药

如双氢氯噻嗪、速尿、安体舒通等，它们能通过排尿来降低血压。可是一旦饮酒，酒类的扩张血管作用会使人感到头晕，发生直立性虚脱等症状。

⑤降压药

酒精能够扩张血管，从而增强药物的降压作用，因此，饮酒后吃降压药，很容易出现低血压反应，严重的甚至会引起猝死。

⑥抗过敏药

如赛庚啶、苯海拉明、异丙嗪、扑尔敏，这些药与酒同服，同样会使中枢神经受到抑制，轻则引起呼吸困难，血压下降；重则导致呼吸中枢麻痹引起死亡。

⑦抗癌药

即使是少量的酒精，也可以完全抵消药物杀灭癌细胞的功效，而且还容易促使癌细胞发生转移和扩散，最终将大大缩短癌症患者的寿命。

☆ 酒后饮咖啡、浓茶

民间流行喝浓茶解酒的说法没有什么科学根据，茶叶中的茶多酚有一定的保肝作用，但浓茶中的茶碱可使血管收缩，血压上升，反而会加剧头疼，因此酒醉后可以喝点淡茶，最好不要喝浓茶。

美酒加咖啡也会加重酒精对人体的损害。在饮酒后，酒精很快会被消化系统吸收，接着进入血液循环系统，影响胃肠、心脏、肝肾、大脑和内分泌系统。酒后再喝咖啡，会使大脑从极度抑制转入极度兴奋状态，犹如火上浇油，加重对大脑的伤害，并刺激血管扩张，加快血液循环，极大地增加心血管负担，造成的危害超过单纯喝酒的许多倍，甚至更容易危及生命。

（5）过度或缺少运动都致病

☆ 缺乏运动使身心受累

19世纪初，德国著名医生戈费朗特曾指出："世界上没有一个懒人可以长寿，凡是长寿的人，其一生总是积极活动的，长期不活动，各组织器官将发生退行性改变和机能衰退，以至危及生命。"这说明运动对健康有着直接的关系。

运动减少可以引起能量消耗减少，加之相对过食，食物中的脂类、淀粉等物也由于久坐少动，而过多地转变为脂肪，导致肥胖。

长时间坐在办公座位上不运动，还会导致脂肪留在肝脏中，产生脂肪肝，严重的可导致脂肪性肝硬化或动脉硬化。

据世界卫生组织估计，由于缺乏体力活动，每年有200多万人死亡。缺乏体力活动是导致心血管病、糖尿病和肥胖的一个主要原因，缺乏体力活动增加了高血压、血脂紊乱、骨质疏松、抑郁症和焦虑症发生的危险。

☆ 运动过头，健康也会亮红灯

运动有益健康，但"动"也不能过了头。超过自身承受能力的激烈运动，往往会造成身体某些重要器官的"磨损"和"耗伤"，引发一些运动性疾病，甚至出现早衰和夭折，可谓过犹不及。

在运动时，很多人因为热情过高而过度运动，这样不但达不到运动效果，还会损伤身体。人在过度运动时比较容易感冒，而适度的中强度运动才能提高免疫力，对抗病毒或细菌的感染。因此，虽然运动能够减肥、增进心肺功能，是预防心脏老化的最佳方法，但是过度地运动却是不妥的。只要每周运动3~5次、每次30分钟的有氧运动，并持之以恒，就能达到保持健康的目的了。

生活中人们常常觉得剧烈运动后不仅身体反应迟钝，而且脑子也有短暂的"跟不上"的现象。这是怎么回事呢？

有研究显示：短期的大强度运动使大脑皮层活动减少，长时间大强度运动则使广泛的脑组织兴奋性降低。而且过量运动时，人体消耗了大量的能量，为防止能量进一步被消耗，身体就会出现机能抑制，这时人们会感觉疲劳、无力、大脑反应减慢。如果长期过度运动，机体的"保护性抑制"机能敏感性下降，就会使大脑机能受损，出现注意力不集中、失眠、健忘等等。

研究表明，过量的运动不仅达不到减肥的目的，还会令呼吸系统受到损伤。适量运动可以增强抵抗呼吸系统感染的能力，而过度运动, 长时间暴露在冰冷干燥的空气中, 呼吸系统受到感染的机会则比较大。研究人员曾跟踪调查了10名马拉松运动员, 结果其中7个人的呼吸系统受到不同程度的感染。

☆ 集中过量运动相当于暴饮暴食

长期不运动会伤害身体, 而偶尔集中的过量运动无异于暴饮暴食。偶尔运动时会吸入比长期坚持运动的人更多的氧气, 随着呼吸频率加快, 各种组织代谢加快, 耗氧量骤增, 容易破坏人体正常的新陈代谢过程, 造成细胞的衰老从而危害肌体。

偶尔锻炼的人, 运动时随着锻炼强度的加剧, 体内会产生数倍于平时安静状态下的肾上腺素和皮质醇激素等物质, 易引起心跳加快、血压升高、动脉外围阻力增加, 导致血液循环动力改变而诱发心脑血管系统疾病。

(6)糟糕的情绪, 糟糕的心脏

18世纪的哲学家阿那卡斯·柯鲁彻斯有句话 "糟糕的情绪, 糟糕的心脏" 精辟地概括了情绪和心脏的关系。

医学研究证实, 抑郁、焦虑、愤怒等一系列消极情绪与各种心血管疾病 (如冠心病、心肌梗死和心脏病) 的发病有着密切的关联, 同时这些消极情绪也会给心电系统的检测造成极大的困难, 这些都是已经被科学研究所反复证实的。他们既不是伪科学的, 也不是什么最新推测。有关这方面的大量研究报告已经刊登在各大权威医学及心理学刊物上。

澳大利亚国家心脏基金会在考察了压力与心脏病之间关系的研究结果后, 在最近的论文中得出结论: 强有力的证据表明不良情绪、社会关系疏离和缺少社会支持与心脏病的诱因和康复之间有独立的非偶然性的联系。注意这个词 "独立", 它暗示这些心理和社会的因素自身能够导致心脏病。

最近, 有一部科学作品评论, 标题为《不良情绪能够提高冠心病的发作风险吗?》结论是不良情绪不仅仅有导致严重的和独立的心脏疾病的风险,而且实际上比其他相关因素,如二手烟有更大的风险。

在芬兰,对一家金属业公司的812位职员进行了工作压力与心脏病发病关系研究。研究开始时所有人都没有心脏疾病,随后发现,在十年的发展中,职位升迁越高的职员有更高的工作压力(界定为高级工作需要两倍低级工作的处理压力能力),他们比低工作压力的同事具有200%的发生心脏病发作的死亡风险。

一项对1623位曾患有心脏病的病人的调查发现,发怒对引发另外一次心脏病发作的概率可提高200%。

美国的心脏协会发行的颇有名望的杂志《循环系统》上登载一篇文章,描述了一个9年的研究项目,它得出结论: 在整个心脏康复过程中,减少不良情绪改善了150位患有心脏病的病人的康复状况。

所有以上这些研究和其他成百上千的研究,强烈地指出在心理因素与心脏疾病之间存在着重要的联系。因为这些科学发现表明,关心你的情绪如何影响你的心脏健康是非常重要的,无论你目前是否有心脏疾病。

6. 扼制心脑血管病势在必行

目前我国因心脑血管病所致死亡者占总死亡率的45%左右,每年因心脑血管疾病死亡的人数约有300万,每年由于心脑血管疾病所花费的医疗费用及劳动力损失逾2000亿元。因此,必须加强对心脑血管病的一级预防,以减缓其发病态势。

我国应启动心脑血管病一级预防工程,在全国广泛开展普及心脑血管疾病的早期预防知识健康教育活动。建立社会各界广泛参与、各学科齐抓共管、社区与医院协作的高效率的疾病控制新模式,建立健全社会医疗保障体系,扩大参保人群,扩大医疗体系的服务范围，加强医疗体系的个体化服务，根据不同人群的不同危险程度提出不同的预防措施，进而建立具有中国特色的包括中医药在内的心脑血管疾病防治体系。

心脑血管病这种塞满医院、布满社区、致人于死的疾病，完全可以实施"上医治未病"的策略进行预防。鉴于心脑血管病发病如火如荼、愈演愈烈的趋势，采取健康的生活方式，减轻心脑血管病发病已势在必行。

一级预防和二级预防一个都不能少

心脑血管病的一级预防是指对没有发生心脑血管疾病的人群采取措施，为防止首次发病而通过用药和健康知识的普及教育，从源头控制高血压、高血脂、糖尿病、肥胖等心脑血管病易患人群的发病率。

几千年前的《黄帝内经》就指出了"上医治未病"。什么叫"治未病"呢？这就是一级预防，就是在没发病时去防病，就是从源头上对多种危险因素进行综合控制，也就是将我们防病治病的重点从"下游"转到"上游"。

过去是多种危险因素分兵进攻把守，往往事倍功半。因为很少有人只存在一个危险因素，往往是吸烟、高血压、血脂异常、肥胖、不良生活方式等多种危险因素并存，因此，需要综合治疗。在横向上，心脏病学科、糖尿病学科、神经学科、内分泌学科及老年病学科等应紧密联合起来，共同综合控制上述的多重危险因素。在纵向上，专科应关注社区干预，与全科医生联防。如高危的高血压病人仅靠饮食、锻炼是不能控制血压的，必须用药干预，而且要特别强调温和适度的锻炼；中危的高血压患者可改变生活方式，如合理饮食与有氧代谢运动；没有糖尿病的轻度高血压病人，可以靠运动、控制危险因素调整6个月后，再决定是否用药。

心脑血管病的二级预防是指对已经发生了心脑血管疾病的患

者采取防治措施，目的是降低病死病残率，防止心肌梗死、脑卒中等事件的复发。

提示：

如今老百姓往往忽视自己身边的社区医生，一点小病就上大医院，迫切盼望各大医院的名医为自己排忧解难，可越是大医院名医就越忙。正确的做法是选一个优秀的社区医生作为自己的私人医生，经常与他沟通，才能保证心脑血管病防治的连续性。

一级预防、二级预防的重要性

美国哈佛大学的一项研究显示，改善高危因素能使全球脑卒中发生率减少85%，缺血性心脏病发生率减少75%。一级预防是减少心脑血管事件的关键措施。世界卫生组织（WHO）指出，简单有效的预防方法，包括联合应用阿司匹林，就可以控制50%的致死或致残率。

全世界每年新发病的心肌梗死与卒中病例共有3240万例。与相同年龄组未患心脏疾病的人群相比，心肌梗死与卒中的存活者再次发生冠状血管与脑血管事件的危险性非常之高，其年死亡率高出前者的6倍。采用包括阿司匹林在内的二级预防治疗，大约30%的心肌梗死和脑卒中可以避免。

7. 省钱又治病的阿司匹林

抗血小板药物阿司匹林在心脑血管疾病的预防和治疗中都是非常重要的。大量关于阿司匹林防治心脑血管疾病的研究，推动了阿司匹林的广泛应用。

作为一级预防药物，在无动脉硬化性心脏病史的患者中，阿司匹林的治疗能使血管事件的总发生率下降15%，心肌梗死和冠心病死亡危险总体降低23%，其中有糖尿病史的患者降低27%，有高血压病史的患者降低24%，而总胆固醇水平<5.0mmol/L的患者降低45%。应用阿司匹林进行的女性健康研究显示，对于45岁

的健康女性，阿司匹林显著降低女性首次卒中发生率达17％。

阿司匹林是效益比很高的药物，其获益远远大于风险。阿司匹林不良反应主要为胃肠道不适，单用阿司匹林导致出血的危险极小，每年1000例患者仅增加0~2例严重颅外出血，且临床容易治疗，而卒中或心肌梗死无论对个人还是家庭来说都是灾难性的。

此外，阿司匹林也是经济效益比最高的药物之一，从服用阿司匹林第一年起，即开始节省总的医疗开支。中国进行的一项阿司匹林一级预防心血管事件研究资料显示，对于中、高危冠心病风险者（年冠心病风险大于1.5％），使用阿司匹林每人每10年能节约医疗费用929元。如果以5000万人群计算，则每年节约的医疗费用可以高达45亿元人民币。对于我国这一人口众多的中低收入国家来说，这类事半功倍、经济有效的预防方法显得更有实际意义。

第二章 高血压——
"沉默的杀手"

如今的社会，人们追求高薪、高位、高速度、速食、速爱，结果往往在梦想成为现实时，疾病这个不速之客也会不约而至，杀你个措手不及。

就像高血压，它就很喜欢那些追求快节奏生活的人，因此成为当今世界上流行最广泛的疾病，已影响到全球10亿人，中国患者近2亿。

1. 要么谈"高"色变，要么满不在乎

高血压的四宗罪

第一，高血压历史最悠久，4000年前埃及的木乃伊已经有动脉硬化症状，最近发现的5100年前的一个冰人，也已经有周围动脉硬化的现象。《黄帝内经》是中国古代最重要的一本医书，记载有"故咸者，脉弦也"，这6个字的意思是，爱吃盐的人，脉象弦，用现在的话说即血压高。

第二，流行最广泛，不分南北，到处都有，全世界大约有6亿人患高血压。

第三，隐蔽最深。

第四，危害最重，死亡率和致残率都居第一位。

2. 高血压的"三高"与"三低"

高血压是当今世界上流行最广泛的疾病,已影响到全球10亿人,中国患者近2亿。我国高血压的流行具有"三高"、"三低"的特点。

"三高"是指患病率高、致残率高、死亡率高。

(1)患病率高:2002年中国居民营养与健康状况调查显示,中国人群高血压患病率为18.8%,男性患病率高于女性,患病率随年龄的增加而呈上升趋势。按照这一患病率估计,2006年高血压患者人数约为2亿人,2014年达到32.7亿人。

(2)致残率高:目前我国由高血压所导致的脑卒中患者有600万左右,其中有75%的人不同程度的丧失劳动能力,40%的人重度致残。

(3)死亡率高:我国城市人口死因的41%是心脑血管病,北京高达51%。

"三低"是指知晓率低、治疗率低、控制率低。

(1)知晓率低:调查表明,我国人群中仅有53%的人曾测过血压,30.6%的人知道自己的血压水平。1991年,通过对全国30个省市95万人的调查发现,高血压的知晓率在城市为36.3%,而农村仅为13.7%。

(2)治疗率低:城市为17.4%,农村为5.4%。但最近的一项调查发现高血压患者的治疗率已上升至24.7%。

(3)控制率低:控制率为6.1%。对于接受治疗的患者,控制率达到25%。随着年龄的增加,知晓率、治疗率和控制率都在升高,而且女性高于男性。

3. 与高血压零距离接触

心脏是一个永不停歇的泵

心脏像一个棕红色的桃子。诗人、艺术家等很多人总喜欢把心脏作为思想和爱情的代表，认为是"心里在想"。实际上，我们的心脏是一个只知道不停地努力工作的"水泵"。

心脏由四个"房间"组成。左右两侧的上、下"房间"是套间。彼此相通，分别称为"心房"和"心室"。于是，我们的心脏就有了"左心房"、"左心室"和"右心房"、"右心室"。心房和心室之间有"门"相通。这个"门"称为"房室瓣"。其中左心房和左心室之间的"门"称为二尖瓣，右心房和右心室之间的"门"称为三尖瓣。左心室与"主动脉"相通，它们之间的门则称为"主动脉瓣"；右心室和"肺动脉"相通，它们之间的门则称为"肺动脉瓣"。右上的心腔叫右心房。接受身体各部分回流的血液，并输送到右下心腔（右心室）。右心室泵出血液到肺部，在肺里血液释放出二氧化碳，溶入氧气，然后回到左心房。再泵至左心室。左心室是最大的一个泵，它泵出的血液经过循环系统，给全身的组织和细胞提供氧气及养分。

4. 关注血压，关注健康

血压是什么

人体的循环器官包括心脏、血管和淋巴系统，它们之间相互连接，构成一个基本上封闭的"管道系统"。正常的心脏是一个强有力的肌肉器官，就像一个水泵，它日夜不停地、有节律地搏动着。心脏一张一缩，使血液在循环器官内川流不息。血液在血管内流动时，无论心脏收缩或舒张，都对血管壁产生一定的压力。当心脏收缩时大动脉里的压力最高，这时的血压称为"高压"；左心室舒张时，大动脉里的压力最低，故称为"低压"。平时我们所说的"血压"实际上是测定上臂肱动脉，即肘关节内侧血管的血压，是大动脉血压的间接测定。通常我们测血压，右侧与左侧的不一样，最高可相差10毫米汞柱，最低相差不到5毫米汞柱。

正常血压和异常血压

我们知道血压高的人和血压正常的人相比，脑卒中和心脏病的发生率均增高。因为高血压与年龄、性别、遗传、糖尿病、高胆固醇等因素一样，是引起脑动脉和冠状动脉硬化的主要原因之一。高血压若不进行治疗，任其自然发展，则会明显加速动脉硬化进程，平均患病后13.9年发生脑卒中、急性心肌梗死；若不治疗，平均自然病程19年，比血压正常者平均短寿20年。所以，降低血压就可以减少脑卒中和心肌梗死的发生，减少高血压对肾脏、眼底等血管的损害。目前，大多认为收缩压降到120mmHg以下，舒张血压降到80mmHg以下是比较理想的血压。因为即使是轻度血压升高，对健康和寿命也有很大影响。

血压水平的定义和分类

类别	收缩压	舒张压
理想	<120	<80
正常血压	<130	<85
正常高值	130~139	85~89
1级高血压（轻度）	140~159	90~99
亚组：临界高血压	140~149	90~94
2级高血压（中度）	160~179	100~109
3级高血压（重度）	≥180	≥110
单纯收缩性高血压	≥140	<90
亚组：临界高血压	140~149	<90

决定血压的因素

就像电压是同电流和电阻决定的一样，血压是由血流量和总外周阻力这两个因素所决定的。血流量指心脏每次收缩所射出的血液量，即心脏每搏输出量，简称心输出量。血管阻力指血液在血管中流动时的阻力。血管内的血液，犹如自来水管里的水一样，水对水管的压力，犹如血液对血管壁的压力。水的压力取决于水塔里的水的容量和水管的粗细，水塔里的水越多，水管越细，水对水管壁的压力就越大，反之亦然。血压也是如此，当血流量增加，血管阻力增大时，血压就会上升。例如，运动时精神处于紧张状态，这时血流量和血管阻力均增加，血压也就会升高。

大多数高血压病，特别是高血压病初期，都是因为血管阻力异常增大、心率增快、血流量增加而引起的。而低血压则相反，如在急性心肌梗死的急性期，心脏收缩减弱，血流量减少，血管阻力降低，血压下降。

综上所述，血压主要由血流量和血管阻力决定，但这不是唯一的因素，还有一些，如血液的黏稠度、血容量、神经调节系统等可以影响血流量和血管阻力的因素，都可引起血压的变化。

☆ 一天中血压的波动

人的血压与身高、体重不同，它在一天里是时时变化的。正常状态下人的血压在夜间2时左右降至最低，到3时左右开始上升，上午9时上升到最高，下午6时左右又开始下降。

一般来说，夜间睡眠时，由于大脑和肌肉处于休息状态，人体消耗的能量相对减少，随之而来的心跳、呼吸次数减少，血液流动缓慢，血压也降到一天中最低。而在清晨7时至上午9时这段时间血压上升，并且在中午波动最明显，这主要是因为白天精神、情感活跃以及体力活动等引起了血压的变化。血压的波动一般自己察觉不出来，测出的血压亦无差别，但并不说明血压没有改变。

☆ 观察血压的标准

在通常情况下，不同的体位所测得的血压不同，为了在同一状态观察血压，我们取安静时平卧位的血压作为标准。下表为各种活动引起的血压波动范围。

各种活动引起的血压波动范围

活动	血压（mmHg）
坐式便器大便	32~97（平均62）
仰卧位休息	4~62（平均23）
吃饭	3~73（平均32）
上下楼梯	24~124（平均57）
咳嗽	26~123（平均81）
吸烟	21~60（平均38）

收缩压高危险还是舒张压高危险

过去，欧美国家一直只把收缩压升高当作治疗的重要指标，在中国由于收缩压高的病人脑卒中的发生率也增高，因此，也把收缩压作为一个重要的指标。但是大量的研究结果显示，舒张压与收缩压一样，也可引起心血管疾病的发生。现在，世界高血压联盟已把收缩压和舒张压都作为划分高血压程度的指标，并重视舒张压升高。

高血压患者要经常测量血压

目前高血压病已发展成为严重危害人们健康的疾病之一。许多病人缺乏应有的自我保健知识，不注意、不定期监测血压，往往导致病情加重或引起严重并发症。一般情况下，高血压病人在血压升高时，常会感到头晕、头痛、乏力等。但有的病人由于长期处于高血压或血压波动较大的情况下，会逐渐适应高血压状态，头晕等症状并不明显。若不定期检测血压，指导用药，在某些诱因的促发下，很容易发生心、脑、肾等严重并发症，甚至危及生命。据报道，因高血压导致脑出血的占70%，其中不能定期检测血压者占八成。由此可见，高血压病人平时定期检测血压是多么重要。

怎样准确地测量血压?

测血压不要在上厕所、开会、运动、吃饭、吸烟、饮酒、饮咖啡及受冷后30分钟内进行。测血压前要保持安静5分钟以上,室内保持安静,室温在20℃左右。

(1)测右臂肱动脉,以坐位血压为准,测时上臂不要被衣袖所压迫,手掌向上,不要握拳,手臂测量部位的高度要与心脏保持同一水平,与身体呈45°角。

(2)将袖带充气至桡动脉搏动消失再加30mmHg后,缓慢放气,使水银柱下降速度为2mmHg/秒,当从听诊器上听到第一次波动,汞柱所指刻度为收缩压,缓慢放气到波动声减弱或消失,汞柱所指刻度为舒张压,最后放袖带气,使压力回至零点。

(3)第一次测量血压后,可间隔2分钟再复测2次以上,记录每次所测的血压值。至少取2个以上的血压读数的平均值作为最终测得的血压值。

如何测量脉搏?

大多数人可以通过测量脉搏了解自己的心率,但房颤病人除外。自测脉搏的方法: 左手手掌向上,将右手的食指、中指、无名指依次放在左手腕桡骨内侧(拇指侧的骨为桡骨),稍加用力,即可触到自己的脉搏,测量1分钟脉搏跳动的次数即为心率。

使用什么样的血压计好

现在市场上卖的血压计主要分为水银柱式血压计和电子(无液)血压计两大类。水银柱式血压计体积较大,携带不方便。电子血压计体积小,携带方便,使用亦方便,几乎所有的人都可以自己使用,作为自我简单检查血压的工具很受高血压患者的欢迎。

医院的医生均使用水银柱式血压计,因为血压就是以水银柱的高度作为血压的标准,水银柱式血压计是精确的血压计。

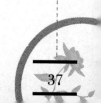

提示:

电子血压计和其他类型的血压计都是以水银柱式血压计作为标准来设计的。由于它们的敏感度不同,测出的值与水银柱式血压计测出的值常有出入。因此,推荐使用根据标准测试证实准确的电子血压计。一般推荐使用上臂式全自动或半自动血压计,不推荐使用手腕式或指套式血压计。血压计的准确性,应通过同时与水银柱式血压计听诊测量比较来定期检查。

5. 切莫忽视高血压的表现

高血压的征兆

高血压病的临床表现,往往因人、因病而异。某些病人起初可能没有任何症状,有的很像神经症状,如不测量血压易造成误诊。特别要注意的是,病人的症状并不一定与血压的高低成正比。有些病人血压不太高,症状却很多;而另一些病人虽然血压很高,症状却不明显。大多数早期高血压患者可以没有任何症状。患了高血压病有无症状取决于血压的水平、内脏器官有无损害及个人的耐受性。如果在精神紧张、情绪激动或劳累后有头晕、头痛、眼花、耳鸣、失眠、乏力或注意力不集中等症状,其最常见的原因就是高血压。

警惕无症状高血压

同样是高血压患者,不同的人症状亦不尽相同。多数高血压患者会出现我们前面提到的一些症状,但是另外有一些高血压患者,由于高血压损伤血管和靶器官是一个较为长期的慢性过程,在各器官的功能处于代偿期或损伤尚未达到一定程度时,就没有以上这些症状。患者自己毫无感觉,甚至不知道自己血压高,直到各器官的病变到了失代偿期或病变达到了一定程度,出现冠心病、心肌梗死、一过性脑缺血或发生肾功能损害时,才发现有高血压病,并开始治疗。这时高血压引起的很多病理改变已不可逆转了。这就像冰山沉在海里看不见，但它是船舶的潜在危险。

另外，高血压患者与血压正常或偏低的人不同。当活动量增加时，机体不能自我调节，也不能自我感知机体的疲劳。无症状的高血压患者，机体感知能力相对较差，对血压的升高和波动多不能感知，常常在血压升高时没有得到及时治疗，故而脑卒中和心肌梗死发生的危险明显增大。我们身边经常可以见到一些人昨天看起来还很健康，还在工作，可今天突然就因脑卒中或心肌梗死而住院了。

刚刚发现血压高

如果只是两次测血压偶然发现血压高，则不能立即诊断为高血压病。

首先，要看发现血压高时的状态，如时间、是否运动、情绪状态等。其次，要详细询问是否有与高血压相关的病史。然后，还要反复测血压以便确认是否有高血压。与此同时，还要鉴别是原发性高血压，还是继发性高血压。

此外，如果自己在家中或非医务场所测得血压均正常，在医院测得的血压略高于正常，一般收缩压要高18mmHg，舒张压高9mmHg，这个现象也称为"白大衣现象"。"白大衣现象"，不能诊断为高血压。

高血压病的基本辅助检查

（1）肾功能评价：包括尿蛋白、血肌苷和尿素氮、血钾的测定。

（2）血糖测定。

（3）检查有无高钙血症。

（4）血尿酸水平。

（5）血清胆固醇和甘油三酯的测定。

（6）心电图检查。

（7）X线胸片检查。

（8）超声心动图检查。

6.高血压和三类疾病亲密接触

脑血管疾病

高血压所致的血管损害多表现为脑卒中（俗称卒中）。临床上脑卒中主要包括：脑出血、脑梗死和短暂性脑缺血发作等。

卒中的诱因：凡能引起血压急剧波动或脑部血液供应变化的各种原因都可能成为卒中的诱因。劳累过度、情绪激动、饮食不节、用力过猛、超量运动、气候变化、体位改变、疾病因素、生气、饮酒等几乎都与血压波动和动脉硬化有关。

常见症状有肢体感觉、运动障碍和思维语言障碍，如麻木、偏瘫、复视、失语、记忆减退等。卒中给患者本人及家属带来很大的痛苦。

冠心病

冠心病是危害人类健康的最主要的疾病之一。它由多种因素损伤冠状动脉内皮细胞，造成冠状动脉壁硬化，进一步导致血管狭窄甚至闭塞，在临床上出现心绞痛及心肌梗死的症状。高血压患者发生心脏病的可能性是正常人的两倍以上。高血压能直接损伤冠状动脉内皮细胞，造成脂质沉积和动脉纤维化及粥样斑块的形成，在临床上出现心绞痛。如病变继续发展，斑块破裂，脂质外溢至血管内形成血栓，阻塞管腔，就会发生心肌梗死。而且，高血压患者心肌梗死后严重并发症的发生率高。所以，高血压是冠心病和心肌梗死的元凶。高血压时循环阻力增加，心脏必须加倍工作，心肌细胞相应肥大，间质纤维增生。久而久之则形成左心室肥厚，引起各种类型的结构变化和功能失常，最终出现心力衰竭。

高血压病可引起心源性猝死，冠心病，急、慢性心功能不全等多种心脏并发症,而且这些病的发生率比正常人要高出两倍以上。

肾脏疾病

肾脏是人体主要的排泄器官,血液经肾小球滤过,再经肾小管选择性重吸收后形成尿液排出体外。临床上有许多疾病可引起对肾脏的损害,如高血压、细菌性炎症、免疫系统疾病(如系统性红斑狼疮等)。血压高时,作为全身血管一部分的肾小球滤过能力和肾小管重吸收能力下降,患者出现蛋白尿、血尿、水肿等一系列症状。随着病情的发展,最后出现肾功能不全(氮质血症)、肾衰竭,只能靠透析或肾移植才能延长患者的生命。总之,高血压可引起肾脏血管的动脉硬化,从而导致肾功能损伤,而肾脏功能损伤又加重了高血压病。

7. 探寻患高血压的7个因素

据卫生部门统计,我国现有高血压病患者2亿人,在心脑血管方面的疾病中,由高血压所引发的并发症的比例非常高。在国外,高血压被称为"第一杀手",每年投入大量的人力物力进行研究,又有大量的新理论、新药物问世,取得了许多卓越的成绩。但遗憾的是,每年又有大量的健康人加入高血压的队伍。总的来说,病人越来越多,大家仍需努力。

流行病学调查和研究表明,下列7项因素与高血压有关。

遗传因素

许多临床资料表明,高血压是多基因遗传,在同一家庭高血压患者集中出现,一方面是因为他们有共同的生活方式,但主要是因遗传因素存在。前苏联有一个研究结果表明,如果父母双方都是高血压,子女45%得高血压;如果父母有一方是高血压,子女30%得高血压;父母双方血压都正常,子女得高血压的机会为3.5%。其他研究数据虽然有差异,但是总的趋势是一样的,就是说高血压有一定的遗传倾向。但是高血压是部分遗传的，并非是100％遗传；是多基因遗传的，不像血友病、地中海贫血等一些遗传病是单基因的，100％遗传。父母是高血压，子女患高血压的概率只是高一些，并非一定会患。坚持健康的生活方式，合理膳食，适量运动，戒烟限酒，心理平衡，可以预防和延缓高血压的发生。

体重因素

体重与血压有高度的相关性。北京及全国16省市心血管病患者人群10年动态监测研究结果也清楚显示：在各项危险因素中，肥胖是高血压、脑卒中、冠心病、急性心肌梗死的最重要的、独立的危险因素，应列为预防保健的重中之重。

营养因素

膳食中过多的饱和脂肪酸或不饱和脂肪酸与饱和脂肪酸比值过低，均可使血压偏高。

吸烟饮酒

现已证明吸烟和大量饮酒是导致高血压、冠心病的危险因素之一。

饮食习惯

一般来说，正常的人如果摄入食盐过多，可能导致高血压的出现。而对于高血压患者来说，每一天摄入的食盐量应控制在6克以下，其中包括使用的调味品、佐料、半成品等全部含盐量的总和。

精神和心理因素

美国心脏病学会奠基人、美国心脏病专家怀特先生曾引用英国谚语说："No hurry no worry no hypetension."意思是：不着急，不烦恼，就没有高血压。充分强调了神经系统、精神压力在四大因素中的重要性。当然这也不是绝对的。高血压是多基因遗传和、环境多因素影响，不过，心理因素确实很重要。调查发现，从事紧张程度高的职业，如司机、会计、统计员，其高血压患病率都比较高。说明高血压病在从事注意力集中、精神紧张的工作者，及又缺少体力活动者中容易发生。

气候温度因素

血压的升高是遗传基因和外界环境因素相互作用而导致的。外界环境会导致人体发生一系列的神经、体液方面的适应性改变。季节会影响血压的变动，老年人更是如此。春季和夏季血压会轻度降低，秋季和冬季血压有所升高，一般冬季血压要比夏季高12(收缩压)/6(舒张压)mmHg。有证据表明气温每降低1摄氏度，收缩压升高1.3mmHg，舒张压升高0.6mmHg，冬季温度下降，人的皮肤受到寒冷的刺激，使交感神经兴奋，人体内的肾上腺素水平升高，体表血管收缩减少热量的散发，同时肾上腺素又能使心律增快，心输出量增加，这样几方面就会导致血压的升高。夏季外界环境炎热，体表血管舒张，阻力下降，血流增加，同时也由于夏天出汗、血容量下降等原因使血压下降。因此，有些高血压患者常会因寒冷刺激导致血压急剧上升而发生脑卒中。从脑卒中和心肌梗死的死亡人数来看，冬季要比夏季高60%。

8.高血压：一个"早"字解决大问题

打败高血压这只"纸老虎"最有效的武器是"早"——早期发现，早期治疗。早期发现的高血压，只需每日一片药，服几个月，有些人还可以逐步减量或停药；若等五六年后再治，则常需要合并用几种药，而且需长期甚至终身服药；若等十余年后再治，则常有合并症出现，难以康复，甚至致残、致死。

控制高血压其实很简单。一天一片药，减少脑出血。患了脑出血要开颅、打洞、抽血，就是生存下来也是半身不遂。有个患者患高血压12年，他的血压很奇怪，200mmHg时不难受，可一吃降压药反倒很难受了。他咨询了两个医生，一个医生说：你必须吃药。

另一个医生说：你既然吃药难受，就别吃药吧！他不吃了。12年下来，肾动脉硬化、尿毒症，这可不得了，必须要做肾透析，一个礼拜换3次血，一年需要9万元钱。结果透析10年，用了90万元钱。他爱人为他请了10年的假，而他整天坐在轮椅上，十分痛苦，浮肿贫血，直至最后去世。其实一天一片降压药，不到1元钱就管用。有病不按科学的方法治疗，往往花了钱还没有保住性命。

9. 降压药的选择

降压药物的种类

目前抗高血压药物多达100余种，大致可分为六大类：利尿剂，β-受体阻滞剂，钙拮抗剂，血管紧张素转换酶（AcE）抑制剂和肾上腺素能受体阻滞剂。另外，在我国还有一类以北京降压0号和复方降压片等为代表的复方制剂较受欢迎。

对各类降压药物的评价

（1）利尿剂

主要代表药物：双氢克尿噻、速尿、安体舒通、吲达帕胺等。

简单作用机制：通过抑制肾小管对钠和水的再吸收，达到排钠利尿作用，使人体内钠和水的排出量超过摄入量，使血容量和细胞外液量减少，心输出量下降，从而达到降血压目的。

可见副作用：利尿剂的许多副作用如低钾、糖耐量降低、室性早搏、阳痿等多见于大剂量。另外，噻嗪类利尿剂副作用较轻。

（2）钙离子拮抗剂（钙通道阻滞剂）

主要代表药物：硝苯地平、司乐平、络活喜、尼群地平、异搏定、恬尔心、波依定、合贝爽等。

简单作用机制：抑制钙离子通过心肌与血管平滑肌细胞膜，使平滑肌松弛，周围阻力降低，因而有降压和抗心绞痛作用。

新型钙拮抗剂为高度血管选择性，在具有以往的降压机制上，同时扩张冠状动脉，改善侧支循环，对脑、肾、肠系膜及肢体血管也有舒张作用。

可见副作用：不良反应主要有头痛、头昏、面部潮红、心悸、踝部水肿、反射性心率加快，尤以短效制剂较为明显。

提示：

长效钙拮抗剂因其作用缓慢平稳，副作用相对较少，并且不引起反射性心率加快而得到应用。利尿剂应小剂量使用，以减少不良反应而仍然保持疗效。

（3）血管紧张素转换酶抑制剂（ACEI）

主要代表药物：卡托普利、依那普利、贝那普利等。

简单作用机制：主要通过抑制血管紧张素转换酶的活性，减少血管紧张素的生成，而血管紧张素有明显的升压作用，从而降低外周阻力。降压作用较强，还可改善胰岛素抵抗、逆转左室肥厚。

可见副作用：主要的不良反应为干咳、过敏性皮疹，有时可出现罕见的血管性水肿，白细胞下降。

（4）血管紧张素Ⅱ受体拮抗剂

主要代表药物：氯沙坦、缬沙坦、厄贝沙坦等。

简单作用机制：这是新一类降压药物，它有许多同ACEI相同的特点，包括在心力衰竭患者中的特殊价值。虽然尚无可靠证据表明其能减少高血压患者的心血管疾病的危险性，但较ACEI制剂的一大优点是没有咳嗽的副作用。

可见副作用：尚未见报道。

（5）β-受体阻滞剂

主要代表药物：心得安、美多心安、氨酰心安等。

简单作用机制：β-受体在人体心血管系统各个部位均存在，

若β-受体兴奋，可使人心率加快，心肌收缩力加强，致使血压升高。因此，阻滞β-受体的亢进则会使血压降低。

可见副作用：心动过缓，以往常见的支气管痉挛，诱发和加重哮喘，多见于无选择性的β-受体阻断剂。

提示：

现在使用高度选择性β-受体阻滞剂，上述副作用已大大减少，但还有心肌收缩力减弱，干扰糖、脂类代谢等副作用。

(6)α-受体阻滞剂

主要代表药物：哌唑嗪、酚妥拉明、酚苄明等。

简单作用机制：仅阻断α_1-受体，降低外周阻力，不阻滞α_2-受体，对心输出量和心率影响小，选择性α-受体阻滞剂阻滞α_1和α_2-受体，使心输出量增加，心率加快。

可见副作用：可产生耐药性，引起体位性低血压、心动过速、头痛、尿频、恶心、水肿、体重增加等。

(7)复方降压片

主要代表药物：北京降压0号、复方降压片、降压乐片等。

简单作用机制：复方降压片为我国所特有的降压药物，具有一定的降压疗效，在我国高血压防治中具有明显的作用，服用方便且价格便宜，降压明显，深受广大患者的欢迎。北京降压0号是一种复方制剂，由氨苯蝶啶、利血平、双氢克尿噻、利眠宁这几种成分组成，以协同其正作用拮抗其副作用，配方科学合理；将利血平与肼苯哒嗪组合，降压作用彼此协同，对心率的不利影响又能互相拮抗；将双氢克尿噻和氨苯蝶啶组合起来，前者的"排钾"与后者的"潴钾"作用互相抵消，进一步减少了副作用，又可"倍增"其他药物的降压作用。复方降压药的配方，不仅方便患者坚持治疗，而且增强了降压效果，同时又提高了药物的安全性，可谓"一举三得"。这一方案至今仍为医学界所称道。

高血压患者药物治疗8大原则

（1）应坚持长期服药，高血压病是一种慢性疾病，病程较长。一般来讲高血压患者到了二三级往往需要长期服用降压药。在治疗期间如果血压降到正常，并不是高血压病治愈了，而是降压药物的结果；如果血压正常就停止服药，过不了多久血压就又会升高，甚至有的还会出现血压的"反跳"现象，即停药后血压会超过以前的水平。

（2）降压药物应先从小剂量开始，如果服用一段时间后，血压降不下来或控制不到目标血压，则需考虑两种药物联合应用或加大剂量；当血压降到理想水平后，应坚持一段时间，至少应维持两个月左右；若血压一直保持稳定，则可以在医生的指导下减少剂量或是减掉一种药物。直到用"最小剂量"的降压药将血压维持在正常水平。这个"最小剂量"也就是通常讲的维持剂量。

（3）在药物治疗的同时，还应坚持非药物疗法，实行科学的生活方式。实践证明，相当一部分轻度高血压患者，经过非药物治疗，可使血压降到正常，有少数患者还可停服药物。而对于中重度的高血压患者来讲，同时坚持非药物疗法，既可提高降压药物的疗效，又可减少药物的使用剂量。（非药物疗法的主要内容是：控制体重，适当运动，合理膳食，思想放松，戒烟限酒，清淡少盐，补钾补钙，情绪乐观。）

（4）注意药物的合理选择，重视药物副作用的影响，否则，不但无法坚持服药，还会因副作用给身体其他方面带来不利影响，在选择上应当多遵医嘱，慎重使用。

（5）切忌同类药物同时服用。在治疗过程中一定要对自己的病情和药物性能有最基本的认识，如药物的名称和种类。有的药物是同一类药物，如硝苯地平、络活喜、尼莫地平都为钙离子拮

第二章 高血压——"沉默的杀手"

47

抗剂,同类药物不应该同时服用。有些药物是同一类药物,而名称不同,如巯甲丙脯酸、卡托普利、开博通,虽然名字不同,但实际上是同一类药物。有些患者可能会将其当作不同的药物而同时服用,酿成严重后果。对此,一定要按医嘱用药,不要自行服药。

(6)病人要向医生了解所用的抗高血压药物有没有相互作用,特别是当同时服用几种抗高血压药物的时候,如果发现,应及时向医生提出并请医生及时调整。

(7)老年患者特别要注意,因为药物在老年人体内代谢慢,更容易产生药物的蓄积中毒。因此,老年人服用抗高血压药物要从小剂量开始,根据病人的情况逐渐增加药量。

(8)病人在服用抗高血压药物之前,应及时向医生说明自己有无药物过敏史,对于过敏的药物,最好能够避开,以免出现药物过敏或其他问题,使病情复杂化。

提示:

①患有哮喘、心动过缓及抑郁症的高血压患者不宜选择β-受体阻滞剂。

②痛风患者不宜使用利尿剂。

③房室传导阻滞患者不宜使用β-受体阻滞剂和非二氢吡啶类钙离子拮抗剂类药物。

④伴有周围血管疾病的高血压患者不宜使用β-受体阻滞剂。

⑤伴有血脂异常的高血压患者不宜使用β-受体阻滞剂和大剂量利尿剂。

⑥合并妊娠的患者不宜服用血管紧张素转化酶抑制剂、血管紧张素受体拮抗剂和利尿剂。

⑦伴有肝脏疾病的患者不能使用甲基多巴。

10. 降血压四注意

注意高血压药物的副作用

所有的抗高血压药均有潜在的副作用，药品说明书上一般都会详尽地写明该药物的副作用，但是并不是所有服药的患者都会出现药物的副作用，而且发生副作用的程度也轻重不同。

一般来说，医生给药的时候就会考虑到药物的副作用，医生也会告诉患者可能出现的副作用，所以，作为患者大可不必因为惧怕抗高血压药物的副作用而拒绝服药，切忌因噎废食。如果医生在给您开药的时候没有告诉您，您可以向其咨询，或在服药之前详细阅读药品说明书，充分了解药物的副作用。同时，了解了抗高血压药物的利弊后，您一定要按照医嘱用药，同时密切观察用药后副作用的发生。一旦药物的副作用出现，应及时就诊；若情况严重应立即减药，甚至停药，将药物的副作用减至最小。

良好的服药习惯决定血压的平衡

患者在服用降压药物时常见的心理是血压高时服药，而正常时则自行停药；或者是血压高时服药，稍低即减药，等到血压高时再加药，服药没有连续性。这样往往会造成血压波动较大，不易控制，而且造成脑动脉壁承受的压力不均衡，内皮损伤，容易导致脑血管病的发生。

患者还可以在医生的指导下，根据24小时动态血压监测的结果选择最佳的服药时间和服用次数。例如：血压监测结果显示患者的血压在中午处于高峰水平，那么患者服药时间可以选择在早晨或上午。

如果将高血压降至正常（130/85mmHg）或理想的水平（120/80mmHg），可更有效地保护心、脑、肾等重要器官的功能，最大限度地减少并发症。临床经验表明，当血压降至正常后，应该将降压药减量，观测血压状况，以达到服用最小的剂量维持血压在正常水平的目的。

血压降至正常范围就可以停药了吗?

除了很少数的早期轻型高血压外,大多数的高血压是终身性的,因此需长期或终身服药。如果血压正常就停药,那么血压或早或晚将恢复到其治疗初的水平。正确的方法是在血压得到有效控制并稳定至少1年后,在医生的指导下,逐步谨慎地减少药物的剂量和种类。降压药需要长期服用,否则易引起"停药综合征",诱发更为严重的心、脑、肾、血管疾病。

治疗高血压病应持之以恒

据欧美国家对舒张压在90~114mmHg的高血压患者的跟踪研究,在未给予治疗的人中有55%出现了心脑血管病,治疗的高血压病人中有18%出现了心脑血管病。

但是,如果在治疗过程中,自行中断治疗,则脑血管疾病的发生率增加,甚至高于未经治疗的高血压人群。所以,治疗高血压病不仅要掌握好时间,而且要坚持长期持续的治疗。

提示:

服药时间,可按血压波动规律服药。每天第一次服用降压药物,或一天只服一次的长效药物的服药时间,应在清晨起床后6~7时;如果是中效降压药物(一日2次),第二次服药时间应在下午4~5时;短效降压药物第二片在中午12时服用,第三片在下午5~6时服用。

11. 高血压治疗的3个误区

大多数早期高血压患者可以没有任何症状。患了高血压病有无症状,取决于血压的水平、内脏器官有无损害及个人的耐受性。如果在精神紧张,情绪激动或劳累后有头晕、头疼、眼花、耳鸣、失眠、乏力或注意力不集中等症状,其最常见的原因就是高血压。因此,首先应该想到找医生测量血压。如血压不高,再找其他原因。早期突然发生的高血压常伴有较明显的症状，随着对高血压状态的逐渐适应，自觉症状会越来越轻，甚至没有什么不适的感觉。因此，没有症状不等于血压恢复正常，这时仍须继续监测血压，并进行适当的治疗。

但往往很多高血压病人不在乎或不遵医嘱，造成血压不稳，或突发其他事件，这都会给患者的身体带来损害甚至无法挽回的遗憾。别让高血压的3个误区害了你。

第一，许多病人往往不愿意吃药，而是愿意用降压帽、降压"表"、降压裤腰带等保健器材来控制病情。国际上已经证明，对高血压最好的治疗方法是认真服药，而降压帽、降压手表、降压裤腰带等都不能代替服药。因此，高血压病人必须认真服药，不愿服药是第一个误区。

第二，不感到难受就不吃药。现在的医学实践已经证明，高血压症状如头疼、头晕与血压升高程度不平行，可以头疼欲裂，很厉害，但血压不高；也可以血压220mmHg，眼看就要脑出血，但不难受。因此，不难受不吃药，这是不对的。这也是一些所谓"健康人"突发脑出血、心肌梗死的主要原因，以为没有症状就代表没病，不难受就不吃药。

第三，不按病情遵医嘱吃药，往往根据广告、根据别人的经验服药。得了高血压必须到医生那儿看病，由医生根据你的个人情况综合判断，你得的属于哪一型、哪一期，有的合并糖尿病，有的合并冠心病及高血脂，要加用其他药物。总之应由医生来判断，而不能自己按药品说明书和广告来服药。高血压的治疗是很个体化的，每个人的情况都不一样。

第三章 冠心病——
病在血管痛在心

冠心病已成为全世界的公害，美国人称冠心病为"时代的瘟疫"。冠心病在我国平均患病率为6.49%，并随年龄增长而增高，因此，冠心病成为中老年人最常见的一种心血管病。

1. 动脉硬化是个"瓜熟蒂落"的病

冠心病是冠状动脉粥样硬化性心脏病的简称。是指供给心脏营养物质的血管——冠状动脉发生严重粥样硬化或痉挛，使冠状动脉狭窄或阻塞，以及形成血栓造成管腔闭塞，导致心肌缺血缺氧或梗死的一种心脏病，亦称缺血性心脏病。冠心病是动脉粥样硬化导致器官病变的最常见类型，也是危害中老年人健康的常见病。

当前，动脉粥样硬化性疾病包括脑卒中、冠心病、急性心肌梗死、心性猝死等，其所造成的死亡，在城市人口中占41%，已占人口死亡的第一位。

动脉粥样硬化性疾病是什么时候造成的呢?少年是起源期，青年是植根期，中年是发展期，老年是发病期。

临床上，冠心病、脑卒中的所谓"突发"动脉粥样硬化病变，是"水到渠成"、"瓜熟蒂落"的必然结果，而非无中生有的"突发"。此时，动脉粥样硬化早已是全身性多处病变了，而且动脉的狭窄程度至少已是75％～90％的狭窄，有的甚至是完全闭塞。也就是说，只要出现了临床症状，不论症状轻重，动脉粥样硬化已经出现了中、重度病变。

那么，年轻人的动脉是怎样的呢？20世纪50年代朝鲜战争时，美国对战场死亡士兵的尸检发现，在平均年龄为27岁的死亡者中，77％已有动脉粥样硬化表现，可见病变确实植根于青年。

再看看，儿童的情况又是怎样的呢？

有一个重要的儿童动脉硬化研究。在对22000名青少年的长期随访研究中，2/3是白人，1/3是黑人。在对其中因各种原因死亡的儿童的尸检中发现，凡生前越胖的、胆固醇和甘油三酯越高的，其主动脉内膜所见到的病变就越重。

以上这些进一步清楚地证明：动脉粥样硬化病变是起源于少年，植根于青年，发展于中年，发病于老年。因此，动脉硬化的预防必须从儿童抓起。

许多人都还记得与郎平对阵的世界女排名将、31岁时因心脏病猝死的美国运动员海曼。类似于她这样猝死的年轻人，常患有心肌梗死。

传统的观念一直认为，心肌梗死是一种老年病，然而在当今世界上，该病的发病率和死亡率都有向年龄较轻者转移的趋势。

世界卫生组织对一万多名年轻的心肌梗死病人进行了严格登记和1年的随访观察后发现，患者年龄最小为20岁，80％的患者年龄低于30岁。在猝死者中，大都属于心血管病，而急性"心梗"又占了半数以上。

年轻人的"心梗"与老年人的"心梗"有许多不同之处，可概括为如下3个特点：一是许多平日一向健康甚至不曾吃过药，临睡前还在与家人谈笑风生，可是次日清晨却已僵死在床上。二是许多"心梗"的年轻人冠状动脉造影可显示完全正常，对死者进行尸体解剖后，也未见到老年人那种冠状动脉粥样硬化的病理改变。三是年轻人"心梗"的危险因子多种多样，而吸烟被列为第一危险因子，其次是高脂血症。另外，精神紧张、劳累过度、暴饮烈酒、房事过度或突遭雨淋、餐后冷水浴或严重失眠等，均可成为诱发因素。

为什么冠心病发病率逐年增高

就全世界而言，冠心病已成为威胁人类健康最严重的疾病之一。如美国每年有120万人患急性心肌梗死，而死亡总人口中有1/3死于冠心病。芬兰冠心病的发病率和死亡率居首位。1993年冠心病的发病率为123人/10万人。目前，我国的冠心病发病率呈上升趋势，而发病年龄呈现年轻化。为什么冠心病发病率会出现这样的变化呢？

①随着生活水平的提高，人们食入的肉类、鱼类、蛋类食品增加，膳食中动物脂肪和胆固醇含量增多，而且经常大吃大喝、暴饮暴食、吸烟、饮酒。

②肥胖，运动量减少，双休日坐在家里看电视，搓麻将，一坐就是几小时不活动。

③现代社会生活节奏增快，竞争激烈，增加了人们的精神压力，容易使人处于紧张和劳累状态，而自己又缺乏自我调节能力，不能保持平衡良好的心理状态。

④医疗条件的改善，科技发展使诊断水平提高，因此对冠心病患者的确诊率也随之提高。

⑤卫生科普知识普及还不够广泛，人们对医学知识的缺乏，导致不能很好地进行自我保健和预防。

2. 九大因素引起冠心病

（1）年龄因素。冠心病的发病年龄多见于40岁以上的男性，女性在50岁以上。但近年的研究显示，冠心病的发病年龄不断提前，现在已将30岁以上的男性列为易患病人群。

（2）性别。冠心病以男性多见，女性由于雌激素的作用可以减少动脉粥样硬化的发生，在绝经前冠心病的发病率较低。女性一旦绝经，失去雌激素的保护，冠心病的发病率就会明显增高。

（3）血脂。我国的一项研究表明，冠心病发病率随血胆固醇水平增高而增加：血总胆固醇>6.24mmol/L和5.2~6.2mmol/L时，冠心病发病率分别比血总胆固醇<5.2mmoL/L时高3.2和1.9倍。

（4）血压。血压增高与冠心病的发生有极为密切的关系。研究显示，在分析36~64岁人群血压水平与10年心血管病发病危险的关系时，得出下列结果：以血压110~119/75~79mmHg为对照，血压在120~129/80~84mmHg时，心血管病发病危险增加了1倍；血压在140~149/90~94mmHg时，心血管病发病危险增加了2倍以上；当血压≥180/110mmHg时，心血管病发病危险增加了10倍以上。

（5）吸烟。一项从1976年开始的对1696名个体进行的随访研究提示：吸烟与胆固醇水平可能存在某种协同作用，在高胆固醇水平组中，吸烟者的冠心病死亡风险升高。另一项对1268名男性军队离休干部组成的随访研究发现：与持续吸烟者相比，戒烟者总死亡率和冠心病死亡的危险性分别下降56％和93％。

（6）糖尿病。糖尿病是冠心病发生的非常重要的危险因素。大量研究表明，糖尿病可导致全身动脉硬化，且程度比非糖尿病患者要重。

（7）肥胖。肥胖是高血压、冠心病、糖尿病的危险因素之一。一项汇总中国现有4组队列人群共762271人，合计随访745346人的分析显示：按BMI（体重指数）分层的年龄调整总死亡率呈"u"形曲线，BMI18.5以下和28以上死亡率升高。BMI每增加$2kg/m^2$，冠心病发病的相对危险增高15.4%。将BMI控制在24以下，男性可减少冠心病发病11%，女性可减少22%。该研究进一步分析认为：中国成年人群以BMI18.5为体重过低；28为肥胖切点是适宜的。

(8) 遗传因素。家庭遗传引起冠心病的发病率是无家庭遗传的5倍，因此，遗传因素也是重要的危险因素。

(9) 应激。长期精神紧张、工作压力大、过度疲劳、焦虑和恐惧的人，冠心病的发病率明显高于生活悠闲的人。

3. 6种方法教你诊断冠心病

随着科学技术的发展，诊断冠心病的方法和先进设备也越来越多。除患者的症状和体征外，目前比较普及和常用的早期诊断冠心病的检查方法有：

(1) 心电图：方法简便，是目前诊断冠心病及心肌梗死的最基本的方法。但心电图检查对冠心病的诊断并不是一个非常敏感的方法，在冠心病非发病时期，心电图检出率仅为30%~50%，还有一半以上的患者心电图表现正常。

(2) 运动试验：在休息和平静的情况下，心电图不易检出异常时，可通过增加心脏的负荷运动实验来发现心电图的改变，即使心电图有了缺血和异常改变，还要排除心肌炎、心肌病、自主神经功能紊乱等疾病。

(3) 动态心电图：是随身携带的可记录24小时动态心电图变化的检查，它可记录不适症状出现时间和心电图变化的关系。

(4) 超声心动图：可观察左、右心室各部的运动状态和心肌各壁结构之间的相互关系、各瓣膜功能状态及心脏射血情况，判断冠心病及心脏各部病变的情况。

(5)放射性同位素心肌扫描和磁共振心肌成像:可测出心肌缺血或坏死的部位及范围,估计冠状动脉病变的程度,还可观察患者的心功能以协助对冠心病做出诊断。

(6)冠状动脉造影检查:是明确冠心病诊断的金指标,但它是一种有创伤的检查。冠状动脉造影与无创性试验不同,它反映冠状动脉的详细结构和病变部位及程度。医生可据此评估预后情况、指点治疗方向。同时,做左室造影还可以评估左室功能。

4.5种方法教你认清典型心绞痛

典型心绞痛一个最主要的特点就是胸痛。但胸痛是一种主观症状,可由很多原因引起。要从复杂的胸痛中辨认出心绞痛,有时并不容易。若能掌握心绞痛的特点,了解心绞痛的规律,则有助于正确判断心绞痛。

(1)诱发因素

心绞痛常常在一定条件下发作,在许多诱发因素中,最常见的是过度劳累、情绪激动、过喜过悲过怒、寒冷刺激、过度吸烟及饱餐等。特别是在心情焦急或情绪不佳时赶任务、强劳动,更易引起心绞痛发作。心绞痛偶尔也可发生在平卧或睡眠时。

(2)疼痛部位

典型心绞痛多位于胸骨后,范围不局限,边界不清晰,如手掌大小,且每次发作时疼痛部位多相对固定。值得注意的是,疼痛也可发生在其他部位,如有的表现为上腹部不适,有的表现为气管或喉部压迫和堵塞感。疼痛可放射到上肢,尤其左臂内侧及小指。

(3)疼痛性质

多表现为压迫、紧缩或闷胀疼痛。每次疼痛可轻可重,但性质多基本一致。一般开始时症状较轻,随即加重成为难以忍受的疼痛，或伴有濒死感的恐惧、精神紧张。疼痛常迫使活动停止，以后症状慢慢缓解。

(4)持续时间

心绞痛每次发作时间持续不长，一般不少于1分钟，不超过15分钟。稳定型心绞痛发作多为1~5分钟；不稳定型心绞痛持续时间可以较长，若发作程度较重，持续半小时不缓解，要考虑急性心肌梗死的可能，要及时到医院检查。

(5)缓解方式

心绞痛在某种诱因出现时发作，但当安静休息或去除有关诱因后即很快好转。含服硝酸甘油药丸效果明显，常在1~2分钟缓解，当然也可使用硝酸甘油气雾剂喷服，同样有效。

掌握以上特点，可以提高患者对心绞痛的自我辨认能力，及时就医，免去后患。

5. 识别不典型心绞痛

心绞痛是一种主观感觉，个体差异很大，表现形式也多种多样。虽然多数情况具有比较典型的表现，但是不典型表现亦非罕见。稍有疏忽，容易延误诊断。

无发作诱因：有些心绞痛无明确发作诱因，甚至在安静休息时或睡眠时发作。

病在心内，痛在心外：有时心绞痛表现为上腹痛或不适而被误认为是胃病；有时疼痛表现在下颌部或牙部而被误认为牙病；有时症状表现为胸痛而被误认为是呼吸系统疾病；有时疼痛表现在头部而被误认为是一般性头痛。有一位著名的医学教授，他每次上楼都感到头痛，自己一直以为可能是高血压所致。后来，血压监测发现他在上楼时血压并不升高，但心电监测发现心肌缺血明显。冠状动脉造影显示多支血管弥漫性病变，并行冠状动脉搭桥手术。(另外，也有表现为左肩、左臂或整个左上肢疼痛，伴有或不伴有心前区疼痛的表现。）

有些患者当心绞痛发作时无明确胸痛，只是感到难以描述的不适感觉。

老年人发生心绞痛症状常常不典型，甚至不明显。对不典型心绞痛的临床表现，必须密切观察，仔细辨认。

6. 胸痛就是心绞痛吗

胸痛原因很多，并非都由心脏引起。有些人一提到胸痛就忧心忡忡，认为得了冠心病，精神紧张。其实很多胸痛是心外原因造成的。那么，非心绞痛的胸痛究竟有什么特点呢？下面列举一些最常见的现象：

（1）胸痛短至数秒，或持续数小时甚至几天者，一般不是心绞痛。

（2）疼痛部位为一点，能用指尖指出，大多不是心绞痛。

（3）胸痛位置不固定，呈迁移性者，一般不是心绞痛。

（4）胸痛受体位改变及呼吸影响者，一般不是心绞痛。

（5）胸痛可因其他因素转移者，一般不是心绞痛。

（6）胸痛在活动或劳动后就明显减轻，可能不是心绞痛。

（7）口含硝酸甘油10分钟或者更长时间才能缓解者，可能不是心绞痛。

7. 注意! 劳力型心绞痛

正常人心脏的潜力很大，它的排血量可以适应人体在各种活动情况下的需要。在进餐后排血量可增加30％，中等速度步行可增加50％，情绪激动时可增加50％～100％，在强体力活动时心排血量可达安静时的5～7倍。但是要让心脏充分发挥潜力，冠状动脉必须正常工作才能给心肌提供足够的氧和营养。所谓劳力型心绞痛，是因为冠状动脉某些分支发生不同程度的狭窄病变，在活动增加、心脏耗氧增加时，不能为心肌提供足够的血液，导致心肌缺血,发生心绞痛。

劳力型心绞痛可分为三类

(1)初发劳力型心绞痛:指新近发生的心绞痛,病程在1个月以内,临床表现差异较大。重者发作频繁,轻微活动即有发作;轻者在中等活动时才有症状,易被忽视。此型心绞痛若不及时治疗,有发生急性心肌梗死或猝死的可能。

(2)稳定劳力型心绞痛:此型心绞痛最为常见,病程在1个月以上。每次发作的诱因、程度、性质、部位及缓解方式均大致相同。多数患者能准确掌握活动量,如走多远、走多快、上多少台阶等,并能预知在什么情况下发生心绞痛。

(3)恶化劳力型心绞痛:稳定劳力型心绞痛患者在近期内心绞痛发作频繁、持续时间延长、疼痛程度加重、缓解方式不同,提示病情不稳定,若不及时治疗,易发生心肌梗死。

8. 自发性心绞痛

自发性心绞痛与劳力型心绞痛不同,不是由于活动过多、心肌耗氧增加所引起,而是在安静情况下发作,与冠状动脉痉挛有关。与劳力型心绞痛相比,这种心绞痛发作持续时间较长,程度较重,痛时常伴大汗淋漓,舌下含化硝酸甘油,心绞痛症状不易缓解。心电图可出现一过性改变。这种心绞痛属于不稳定型心绞痛,需认真对待,积极治疗。

自发出现的变异型心绞痛

变异型心绞痛是心绞痛的一种形式,它常自发地出现,特征为疼痛时心电图有一过性ST段抬高,它是由于冠状动脉痉挛造成,因而冠状动脉造影是正常的。冠状动脉痉挛常对硝酸盐和钙拮抗剂反应良好,故常用的处理方法是:用钙拮抗剂,如合心爽(硫氮䓬酮)、心痛定(硝苯地平)等,开始剂量可大,要因人而异,可(或)用长效作用的硝酸盐类药物,如长效异乐定(单硝酸异山梨酯）、鲁南欣康（单硝酸异山梨酯）等。对前二类药物未能完全奏效时，还可加用β-受体阻滞剂，对患者有益。另外，良好的生活习惯也是预防发作的重要因素。

辨别混合型心绞痛

田园要不断浇灌，一旦发生缺水，可能有两方面原因：一是需水量增多，水渠不能相应增加流量；二是水渠淤阻，水流受阻。心肌也是如此。当需氧量增多时，冠状动脉不能充分供血，即发生劳力型心绞痛；另一方面，即供血心肌耗氧无改变，若冠状动脉发生短暂供血减少，如冠状动脉痉挛、血黏度高、粥样硬化斑块破溃等，即发生自发性心绞痛。若两种因素同时存在，称混合型心绞痛。

混合型心绞痛比较常见。它的表现特点介于劳力型心绞痛和自发性心绞痛之间。也就是说劳力超过一定限度时，会发生心绞痛，而在休息或进行平时能够耐受的劳力水平以下的活动时，也能发生心绞痛。此类型心绞痛属于不稳定型心绞痛，必须认真治疗。

无症状型心肌缺血是怎么回事

有心肌缺血是不是一定会发生心绞痛呢？其实不是的。多数冠心病患者心肌缺血发作时，无任何症状，医生把这种情况称为无症状心肌缺血。

无症状型心肌缺血可以发生在休息时，也可以在活动时诱发；多数冠心病患者有时出现心绞痛，有时则表现为无症状型心肌缺血。

当前有许多冠心病患者及其家人对无症状型心肌缺血重视不够，常常误认为既然无症状，说明病情较轻，也就不必介意了。其实无症状型心肌缺血与表现为心绞痛的心肌缺血患者比较，其冠状动脉病变相似，发生心肌梗死及猝死的危险也相似。因此，对于无症状型心肌缺血也必须认真对待，积极治疗。

提示：

据报道，用动态心电图对冠心病患者进行24小时监测，发现无症状型心肌缺血占心肌总缺血次数的72.3%~81%；而心肌缺血表现为心绞痛者仅占19%~27.7%。因此，无症状型心肌缺血在冠心病患者中十分常见。

9. 不稳定型心绞痛易导致猝死

所谓不稳定型心绞痛，顾名思义，意味着病情处于不稳定阶段，若不能及时发现、认真治疗，将有20%~60%的患者发展成心肌梗死，甚至猝死。因此，不稳定型心绞痛是介于稳定型心绞痛和心肌梗死之间的心绞痛。

为什么不稳定型心绞痛具有如此大的危险性呢?这主要是由于冠状动脉内粥样硬化斑块处于不稳定阶段，斑块表面可能出现破碎、断裂的现象，导致血小板聚集、血栓形成并很快增大，加快冠状动脉狭窄速度，甚至是血管闭塞。同时，由于伴有病变区的冠状动脉痉挛，更增加了不稳定型心绞痛的复杂性和危险性。

提示：

不稳定型心绞痛介于稳定型心绞痛和心肌梗死之间，若能及时、正确治疗，可使病情好转，趋于稳定。反之，若得不到及时有效的治疗，就可能发展成急性心肌梗死，甚至猝死。

10. 急性心肌梗死的3种典型症状

急性心肌梗死临床表现差异很大，有的症状典型，有的症状极不典型；有的患者表现极为严重，有的患者表现则很轻微。

(1)疼痛：为急性心肌梗死最为常见的早期症状。表现为胸骨后压榨性或窒息性疼痛，有濒死感。持续时间可长达1~2小时，甚至更长，含服硝酸甘油无效。

(2)发热：多见于心肌梗死后2~3天，持续1周左右。

（3）晕厥：见于急性下壁心肌梗死的早期。

另外，还可能出现心律失常、心力衰竭、心源性休克。

此外，有的患者还出现胃肠道症状：疼痛明显时常伴有频繁的恶心、呕吐、上腹胀痛等症状。

认识急性心肌梗死的症状，特别是早期症状，可以及时发现并早期治疗急性心肌梗死，挽救梗死的心肌，促进疾病尽早康复。如果有上述不适症状，还要及时做心电图及抽血，观察心肌酶的变化，帮助确诊。

11. 急性心肌梗死的三大并发症

急性心肌梗死的3大并发症为心源性休克、心律失常和急性心力衰竭。除此之外，还有乳头肌功能失调或断裂、心脏破裂、栓塞、心室膨胀瘤、心肌梗死后综合征。这些并发症大多发生在心肌梗死的急性期，许多患者都是死于这些并发症，但也有些发生在心肌梗死的恢复期。因此，在心肌梗死的急性期，医生护士密切加强心脏监护，在恢复期定期随诊，对急性心肌梗死患者的顺利康复是十分重要的。

12. 心肌缺血与心律失常是"孪生姐妹"

心肌缺血常可引起一些心律失常，不同部位的心肌缺血引起的心律失常亦不同。前壁缺血多伴频发室性期前收缩、短暂性室性心动过速和室上性心动过速等心律失常，而下壁缺血多伴发严重窦性心动过缓、窦房阻滞、窦性停搏、房性传导阻滞等慢性心律失常。根据心律失常情况，医生会给予相对应的药物治疗，若心跳过慢，每分钟低于40次以下，伴有头晕或晕厥，应考虑安装永久性起搏器。

13. 为什么有人事后才知道发生过心肌梗死

急性心肌梗死的表现呈多样性，临床差异极大。有的患者发病急骤，极为严重，未送到医院已死。有的患者无明显反应症状，为无症状性心肌梗死或症状很轻，未能引起患者注意，未到医院就诊，直到体检或因为其他症状就诊时才发现已有过心肌梗死。

14. 猝死犹如晴天霹雳

1985年，华罗庚教授在日本讲学时因心脏病突发猝死在讲台上；国际知名健康教育专家加拿大籍医学家谢华真教授因急性心梗猝死在旅途中。

2004年4月8日，爱立信(中国)总裁杨迈在健身房跑步机上跑步时猝死，享年54岁。

2005年7月21日古月特型演员，心肌梗塞离开人世，享年68岁。

2005年8月18日高秀敏笑星因心脏病猝死于家中，享年46岁。

2006年12月20日，马季和往常一样，起床、吃饭。早饭后，马季走进洗手间，过了好长时间都不见出来，最后被诊断为心脏骤停。

2007年6月23日著名相声演员侯跃文因心脏猝死，享年59岁。

2008年9月27日香港"金王"林世荣因心脏病猝死。

2008年10月11日港商奇才，作家冯两努因突发心脏病去逝。

2008年10月18日著名导演谢晋突发心脏病猝死。

被心脑血管病夺去生命的伟大人物还有：刘宁、英国首相丘吉尔、前苏联领导人斯大林、美国总统罗斯福。

考古学发现，长沙马王堆2100年前的西汉女尸经解剖，冠状动脉左前降支有95%狭窄，胃内有138颗半甜瓜子。据推断可能是该贵妇人一次饱餐后突发心性猝死。而现代医学上，第一例有明确病历记载和尸体解剖的心性猝死是英国外科医生亨特，他性情暴躁。在一次医院内学术讨论中，因激烈争吵而当场倒地死亡。

迄今为止，对于猝死国内外尚无统一标准，不同学者所规定范围从即刻死亡直至24小时内死亡都有。世界卫生组织"莫尼卡"方案为国际标准，统一定义为：1小时内死亡、6小时内死亡和24小时内死亡三种，而不统称为猝死，以免标准混乱。由于许多疾病如心、脑、血管、胰腺炎等，还有剧烈运动等都可以造成猝死，这里主要谈谈由非外伤性、意外发生的心源性死亡，重点为1小时和6小时内死亡的情况。

生老病死本如花开花落，是自然现象，但这是指无病无痛、无疾而终的自然凋亡。而中年得病，身心煎熬，人财两空的病理死亡常令人惋惜。如果是中年猝死，则犹如晴天霹雳，无论对亲人或对社会都是最大的打击。调查表明：在人生43种"生活事件"中，中年丧偶位居榜首，得100分（表示最严重）远超过坐牢（63分），而如果是猝死，得分还要再增加，真可谓肝肠寸断，确非一般人所能承受。

这样就可以理解，为什么猝死的研究受到古今中外学者的普遍关注，直至今天，仍是各国重要的公共卫生难题。早在2400年前，《黄帝内经》已有"真心痛……朝发夕死"的记载。

15. 猝死有明确的"引爆"因素

大多数猝死病人都是有明确"引爆"因素的，其中以过度疲劳、情绪激动、精神压力、酗酒、饱餐、剧烈运动、寒冷、豪饮冰冷饮料等为主。

心性猝死虽然是飞来横祸，但却不是无缘无故；虽然是突然发生，但并不是无原因发生。心性猝死是在有一定内外病理因素上的"爆发"过程，因此它不发生在健康心脏上，不眷顾正常人。应当说，这是一个极为复杂、极为精细的，有些方面迄今尚未弄清楚的过程。但可形象地比喻，心性猝死可以理解为由"定时炸弹"（即基本病理因素）加"引爆操作"（即诱发因素）共同造成的。两者必须兼备，缺一不可。

"定时炸弹"是什么呢?它就是冠状动脉内的粥样硬化斑块及其所造成的心肌不同程度的缺血状态。由于斑块大小不同,位置不同,形态不同,数量不同,而最主要的是稳定性不同,有的表面包膜极薄,斑块内脂质又多,在血流冲击或血管痉挛时很容易破裂,有的很厚,从不破裂。大斑块使血管狭窄超过70%以上就可引起心肌缺血,但这需要以年计,或几十年计的缓慢过程,而再小的斑块一旦破裂,只要数分钟或数小时,即可由血栓形成冠状动脉严重的或全部的堵塞,形成急性冠脉综合征、急性心肌梗死或猝死。这就可以解释为什么有些几十年的老冠心病人还健康生活,不发生急性心梗,而一些年轻病人反倒很快发生急性心梗或猝死,有的甚至生前毫无症状,而一旦突然发病,就是猝死。斑块破裂是急性心肌梗死的主要原因,但临床上常见的30秒内的立即死亡则是由于心律紊乱造成的心室纤颤(占90%)或心脏停搏(占10%)造成,其原因是突然的精神心理或体力运动负担造成心肌的严重缺血,诱发心律紊乱、心律失常所致。

这里要特别说明的是,冠状动脉粥样斑块、冠心病和冠心病猝死虽是同一性质的病变,但却是程度差异很大的三个阶段。根据病理解剖报告,几乎从儿童就可见到主动脉内膜有脂肪沉积,男性30岁斑块发展明显加快增多,40岁左右已接近60%,60岁以上约80%左右都有不同程度动脉粥样硬化斑块,但人体有强大的代偿稳定机能,这些并不等于冠心病。临床上冠心病要根据多项参数综合诊断或冠状动脉造影有至少一枝主干狭窄超过50%以上方可诊断。而真正发生急性心肌梗死、不稳定心绞痛等心血管事件的,每500~2000人中每年才有1人发生。而以猝死出现的只占其中的13%~30%,就更少了。

16. 从小抓起防"定时炸弹"

中年人，动脉已有一定数量的斑块，由于工作紧张，压力大，烟酒过度，不注重保养，结果一个个爆炸，成为猝死高发人群。

没有炸弹，当然安全；在军火库，有很多炸弹，而管理严格，却不会爆炸，也同样安全。然而如果只有一枚炸弹，但不小心着火，立即会引发大爆炸。在冠心病低发人群或青少年中猝死少，而在70岁以上的老年人，虽然他们动脉硬化斑块很多，但猝死也少。为什么呢?因为他们会保养自己，即军火库管理严格，爆炸也少，而中年人动脉已有一定数量的斑块，由于工作紧张，压力大，烟酒过度，不注重保养，结果炸弹一个个爆炸，成为猝死高发人群。

从小预防能有多大效果呢?北欧的"千湖之国"芬兰的北伽利略地区，由于居民传统膳食中含有大量的胆固醇和动物脂肪，冠心病死亡率在全球独占鳌头，小学生中竟有1/3因此而失去父母。经政府带头重视，大力开展预防，20年后，冠心病死亡率直线下降了一半多，被世界卫生组织誉为"北伽利略的曙光"。在发展中国家包括中国，由于预防不到位，冠心病发病率节节上升，而发病年龄不断年轻化，形成鲜明对照，充分说明了健康的"第一杀手"是完全可以控制的。

临床上，约75%的猝死都有一定诱因，约1/3的猝死在发病前2天内有胸痛、胸闷、憋气、心慌、极度疲劳等症状，及早发现、及早就诊或休息可以部分预防其发生。

世上没有无缘无故的爱，也没有无缘无故的恨，同样，世上也没有无缘无故的猝死。猝死通常都是在原有心脏病的基础上由一些诱因促发，是瓜熟蒂落的结果。

17. 6种诱因最常见

（1）持续过度紧张疲劳。动物实验已证明，在幼猴身上，精神压力、睡眠不足可导致动脉硬化、急性心肌梗死、心力衰竭、猝死。在夏天，连续高温，酷暑难耐，就有多位司机因过度疲劳，猝死在方向盘上。因此，日常工作不提倡废寝忘食、带病工作，而应一张一弛、适当休息调整。

（2）大喜大悲，大惊大恐。这是造成各种心律失常、早搏的最常见诱因，有的发生在当时，有的发生在几小时或一两天后。一位中年男性，某日有领导找谈话要其交代问题，当晚尽管月明星稀，但他一夜辗转未眠，次日上午工作时，突然心脏骤停。这就是因为恐慌而造成的心理反应，极度恐慌，心跳加速直至猝死。

（3）酗酒与饱餐。这两者都能造成心跳加快、血压升高，心肌耗氧增多，诱发心律失常。一位房地产老总，因上级参观，兴奋之余，酒量倍增，连饮白酒至深夜两点，天亮时突发心肌梗死，失去生命。酒精能诱发动脉硬化斑块破裂，是非常危险的因素。

（4）过量运动。过量运动可伤害身体，诱发猝死，因此运动一定要量力而行。一位老人，用力搬书时，一憋气，心搏骤停，成了植物人。另一位老人，平时打网球没有任何不适，一次进行比赛，奋力拼搏，突发严重心绞痛，及时抢救后转危为安。因此适量运动助人，过量运动伤人，运动应因人而异，动静相宜。谨记"三不"：不攀比，不争强，不过量。

（5）豪饮冷饮。酷暑天，豪饮冰饮料也是近年心梗常见诱因，因食道在心脏后面，胃在心脏下面，心脏表面受寒冷刺激可诱发冠脉痉挛。一位29岁青年，下班途中在一小店豪饮冰啤1升，半小时后发生急性下壁心肌梗死。

（6）谨防两个"死亡三联症"。一是"冬天、凌晨、扫雪"，二是"饱餐、酗酒、激动"。这几个因素本就是猝死诱因，一旦联合在一起，则危险性更是大大增加。这也就是为什么各国每年猝死最多的日子大多是在冬天下雪后的第二天上午，另外，饱餐、酗酒与激动更是常见的猝死诱因组合。

18. 时间就是心肌，时间就是生命

急性心肌梗死是由于持续而严重的心肌缺血所引起的部分心肌急性缺血性坏死。绝大多数急性心肌梗死的发生与冠状动脉内粥样硬化斑块有关。由于冠状动脉供血急剧减少或中断，导致相应心肌严重缺血，以致坏死。血管如同河流淤积了过多的泥沙，使河道变窄，水流不畅；若完全阻塞则造成下游断流，心肌好似下游所灌溉的田地作物因无水干枯而死亡。发病很急，病情严重。临床表现有严重而持久的胸痛、憋气、呼吸困难、心慌，严重者常伴严重的心律失常、急性心衰、休克及意识障碍等。

大多数急性心肌梗死患者，病情极为严重。但约有1/3患者症状很轻，无明显胸痛，表现为无症状型心肌梗死，多见于老年人。对急性心肌梗死的患者来说时间就是金钱，时间就是生命，分秒必争，早发现就可以挽救更多的缺血心肌，减少梗死面积，保护心脏功能，相应地减少医疗费用。因此必须高度重视，及时发现，护送医院，积极治疗。有一些患者夜间发作心绞痛，因为怕影响家人休息，自己忍到天亮，结果错过了溶栓治疗的最好时机。因此一旦心绞痛发作应在6小时之内速到医院，不要拖延，避免延误治疗。住楼房又无电梯的患者千万不要怕麻烦别人而自己下楼，以免使本来已缺血的心肌，再因下楼加重，加大心肌梗死面积。这种情况在临床治疗中并不少见，故提醒患者引以为戒。

另外，及时舌下含服硝酸甘油或消心痛药片或速效救心丸，可使疼痛缓解，千万不要硬扛，治疗与不治疗的后果可大不一样。

病例：

一位53岁男性，在火车上发生了胸骨后疼痛，伴大汗淋漓，他立即含服硝酸甘油，一片不缓解又含，直至6片才缓解，一下火车

就到医院住院,冠脉造影显示前降支95%狭窄,经皮球囊扩张及支架置入后他未发生心肌梗死,心功能仍然良好,到目前生活质量还很好。而有一位43岁的男性,胸骨后疼痛强挺过去了,但几天后感到力不从心,走几步路就会胸闷、气短,再去医院,诊断为广泛性前壁心肌梗死,室壁瘤形成,后悔莫及。

提示:

发现胸痛、头晕等症状赶紧到医院

对急性心梗、脑梗患者来说,时间就是生命,尽快得到最积极的治疗是降低死亡率的关键。病人只要出现胸痛、胸闷等症状,应立即呼叫"120"急救系统,尽早到医院就诊。不少人在这方面存在误区。调查显示,超过半数患者因为到医院时间较晚或收治于不具备再灌注治疗(主要用于开通梗阻的血管)条件的医院而失去了最佳治疗时机。

19. 冠心病的二级预防让你无忧

日常生活中,早期心梗、脑梗的潜在患者可能只觉得胸闷、头晕、睡眠不好,临床上并没有明显症状。具有危险因素的中青年应定期进行专科体检以早期发现心脑血管疾病,进而早期接受规范治疗以防止心梗、脑梗及猝死的发生。

一级预防是针对没有冠心病的人群进行预防,其目的是预防动脉粥样硬化的发生和发展,控制冠心病的易患因素。一级预防内容包括:①合理膳食,避免体重超重,防治高脂血症;②积极治疗高血压,控制血压在正常水平;③积极治疗糖尿病,④戒烟限酒;⑤积极参加体育锻炼;⑥学会调整自己的心态,避免长期精神紧张、过分激动、发怒,保持每天足够的睡眠。

二级预防是针对已患有冠心病者,控制其发展和预防并发症,使其更好地康复。一级预防的措施也适用于二级预防,除此之外,应在医生指导下合理服用药物,如扩张冠状动脉的药物,消心痛、硝酸盐类药物扩张冠状动脉，改善心肌供血；β-受体阻滞剂，降低心肌耗氧量；钙离子拮抗剂，以预防冠状动脉痉挛；血管紧张素转换酶抑制剂，使肥厚心肌重塑；小剂量阿司匹林，防止血小板凝聚等，从而预防冠心病和心肌梗死的发生。

冠心病治疗方法的选择

（1）药物治疗，也叫内科保守治疗。

（2）经皮冠状动脉腔内成形术（简称PT-cA）及冠状动脉内支架置入术；

（3）冠状动脉斑块旋切术，冠状动脉斑块旋磨术。

（4）经皮激光冠状动脉成形术。

（5）心脏移植：终末期冠心病患者，大面积心肌梗死，心功能低下，EF值<30%；或弥漫性冠状动脉病变，反复心绞痛，心梗发作，内科治疗无效而又无法行搭桥手术的患者，可行心脏移植。

（6）激光心肌血运重建术：此技术利用激光在心肌上打出许多微小孔道，使心室腔内的血液直接供应心肌。世界卫生组织在全世界100多个国家观察了8000余例患者，证明此术能使心绞痛明显缓解，可作为难治性冠心病的辅助治疗方法。

（7）冠状动脉旁路移植术（即冠状动脉搭桥术，简称cABG）。

20. 冠心病的药物治疗

常用西药

☆ 硝酸酯制剂

主要包括硝酸甘油、消心痛、5-单硝酸山梨醇、长效硝酸甘油制剂等。硝酸酯类药物通过扩张静脉及外周动脉血管及冠状动脉，从而降低心肌氧耗量，增加侧支循环血流，还有降低血小板黏附等作用，从而改善心肌局部及整体功能。硝酸酯类药物是稳定型心绞痛病人的常规一线用药。

☆ 肾上腺素能β-受体阻滞剂

在无明显禁忌证时，β-受体阻滞剂是稳定型心绞痛病人的一线用药；以洛尔结尾的药品如：普奈洛尔、阿替洛尔等，与硝酸酯类药物合用效果佳，目前临床已广泛使用。根据病人的症状及心率，从小剂量开始，逐渐增加剂量，减量及停药时均应逐渐进行，以防症状加重。

☆ 钙通道阻滞剂

常用制剂有维拉帕米、硝苯地平、地尔硫卓、尼卡地平等。钙离子拮抗剂可扩张外周血管及冠状动脉起直接扩张作用，能够降低心肌氧耗及增加冠脉血流，某些钙拮抗剂还能减慢心率。钙拮抗剂一般耐受性好，可增加病人耐力及缓解症状，可用于稳定型心绞痛的治疗。一般认为它们与β-受体阻滞剂具有相同的效果，特别适用于某些β-受体阻滞剂禁忌的情况，例如哮喘、慢性阻塞性肺部疾患及外周血管疾病。老年人对钙拮抗剂较β-受体阻滞剂更容易耐受。

☆ 抗血小板药物

如阿司匹林、氨氯匹定、双嘧达莫、苯磺唑酮等。阿司匹林是最常用的抗血小板药物，它可以降低稳定型心绞痛病人心血管病变的发生。对不稳定型心绞痛，每日口服75毫克阿司匹林，即可降低心源性死亡及非致死性心肌梗死的发生。稳定型心绞痛可以使用小剂量，例如每日75毫克，而对不稳定型心绞痛可先给较大剂量，每日160~300毫克，1~2周后再给小剂量长期维持。

对阿司匹林过敏的病人可以给予氨氯匹定250毫克，每日2次。应用时密切监测血象，少数病人可发生严重的白细胞减少症状，停药后可以恢复。

☆ 调整血脂药物

如烟酸、普伐他汀、洛伐他汀、辛伐他汀等。对于已确诊为动脉粥样硬化病的患者主要应首选他汀类降脂药。用普伐他汀类药可以降低低密度脂蛋白LDL-C，适当升高高密度脂蛋白HDL-C（一种对血管有益的脂蛋白胆固醇），并能明显降低甘油三酯水平。长期服用他汀类药物可显著降低死亡率。

☆ 溶血栓药物

如华法林、肝素、尿激酶、链激酶等。肝素有抑制凝血酶、抗炎、抗氧化作用。静脉使用时先推注5000U，然后再静脉点滴维持。静脉持续注射肝素，对减轻心肌缺血及心绞痛症状优于皮下注射途径，多用于不稳定型心绞痛及AMI病人。皮下肝素常用剂量为6250~12500U，每日2次，持续7~10天。对不稳定型心绞痛病人在使用静脉肝素的同时服用阿司匹林，以免停用肝素后病情反复。

21. 冠心病的中西医治疗

西医把冠心病分成5种类型：①无症状型冠心病；②心绞痛；③心肌梗死；④缺血性心肌病；⑤猝死。冠状动脉是环绕在心脏上的一个王冠似的动脉，它供给心脏日夜不停跳动所需的血液、氧气。冠状动脉硬化的早期是动脉内膜的损伤，逐渐发展可形成明显硬化的纤维斑块，造成供给心脏功能的血流减少，导致心肌供血不足，从而引起心绞痛，如果受到寒冷、劳累、情绪等影响，还可以引起冠脉痉挛，冠脉痉挛也会造成心脏供血不足，引起心绞痛。如果冠状动脉完全被阻塞，就会引起心肌梗死。

中医把冠心病归为络脉病变，分为5个阶段，即络气郁滞、络脉瘀阻、络脉绌急、络脉瘀塞、络息成积。这5个阶段恰好与冠心病的发生发展相吻合，络气郁滞相当于冠状动脉的内皮功能障碍，它会影响心脏的供血供氧。络脉瘀阻相当于冠状动脉硬化、血栓形成，它会造成心肌供血不足，络脉绌急类似于冠脉痉挛，常常引起心绞痛。络脉瘀塞相当于冠状动脉的堵塞，造成心肌梗死。络息成积反映了心梗后心脏扩大变形、心室重构建。所以说心络不通的每个阶段都可以引起冠心病。

中医认为要想彻底防治冠心病，就必须从血液、血管和心脏三个方面着手。以络病学理论为指导的代表药——通心络胶囊，创造性地运用五种虫类通络药为主组方，而且通过大量研究证实，通心络胶囊拥有独特的血液保护、血管保护和心脑缺血保护三重保护作用。

通心络胶囊的血液保护作用表现为降脂抗凝、降低血液黏稠度，血流干净了也不容易在血管内形成血栓；血管保护作用突出表现为改善血管内皮功能、防止血管内皮受损、稳定和消融血管内容易碎裂的斑块；心脑缺血保护作用是指心脑血管已经发生堵塞的患者，如心梗患者，虽然梗塞住的大血管通过溶栓、放支架已经开通，但梗死心肌部位的微血管已经遭到了破坏，所以还是没有血液供应，没有血液坏死心肌的功能就不能恢复，而服用通心络胶囊就可以改善梗塞区微血管的无血流状态，并且可以促进毛细血管新生，从而恢复梗死心肌的功能。对于脑梗塞也是同样的道理，通心络胶囊可以保护因脑血管堵塞缺血而受损的脑组织，促进脑血管新生，促进坏死脑神经细胞的修复。

通心络胶囊的三重保护作用可以有效改善冠心病心肌缺血患者的胸闷、胸痛、气短、乏力等症状，纠正缺血性心电图，促进脑梗死患者半身不遂、语言不利、肢体麻木的康复。据了解，对于冠心病、脑梗死，经微米技术提升后的通心络胶囊不仅具有很好的治疗作用，而且还起到预防、防止再发的作用。三重保护作用彻底改变了以往活血化瘀类药物对血液黏稠凝聚的单一治疗作用，更显示出了强大优势。临床研究表明，通心络可用于治疗冠心病心肌缺血、各类心绞痛，改善胸闷胸痛、心慌气短、汗出乏力等症状，尤其对反复发作难以控制的顽固性心绞痛更具效果，可以逐渐减少或停用硝酸甘油类药物。

冠心病病情复杂，每个冠心病病人的病情都有自己的特点。如何选择药物，选择中药还是西药，一是要由有经验的医生来决定，二是根据患者的意见。需要指出的是，冠心病的治疗应以饮食生活习惯的改变及调脂治疗为基础，配合中药或西药治疗。但有3点可以肯定：选对生活方式能预防疾病，选对饮食不得病，选对药物可以让疾病远离。

22. 用药不当能诱发冠心病

（1）阿司匹林：由于它有抗血小板聚集作用，被冠心病人广泛应用于预防脑血栓形成和心肌梗死。但研究结果表明，若用的剂量过大，每日超过7克，可抑制前列腺素的合成，而诱发冠状动脉痉挛加重，致心绞痛发作。因此，冠心病患者应用阿司匹林，剂量宜小不宜大。

（2）心得安、硝苯地平及硝酸甘油：它们是治疗心绞痛或高血压、心律失常的常用药。但因心得安可引起冠状动脉痉挛；硝苯地平能致心肌耗氧量增加、冠脉灌注压降低；硝酸甘油能使冠脉血管收缩、血流减少，所以，若心得安用量过大或久用骤停，可致心绞痛加重，甚至会引起急性心肌梗死；应用硝苯地平时量要适当，停药时应逐渐减量；硝酸甘油用量亦不宜大，可用可不用时，则不要使用。

（3）多巴胺、肼苯哒嗪及哌唑嗪：多巴胺用于治疗各种低血压和休克，但因能使冠脉血流量下降，血压升高，心肌耗氧量增加，导致心肌缺血，诱发心绞痛。因此，使用时剂量应从小逐渐增大，速度亦应由慢到快。肼苯哒嗪广泛应用于治疗高血压，不过，本药能使心率增加，致心肌耗氧量增加，可诱发心绞痛及心肌梗死。如与心得安合用，可减少上述副作用的发生。哌唑嗪是α-受体阻滞剂，可致心率加快，血压下降，心肌耗氧量增加，而致心肌缺血,若与β-受体阻滞剂(心得安等)合用,可减少此副作用。

(4)其他:还有冠状动脉扩张剂潘生丁、心肺复苏常用的肾上腺素、抗心力衰竭的洋地黄、治疗糖尿病的胰岛素等常用药,也有引起心绞痛的报道,在应用时也应注意。

23. 心绞痛病人合理用药四原则

(1)对症选药:劳力型心绞痛宜选用β-受体阻滞剂、硝酸酯类,自发性及变异型心绞痛则宜选用钙通道阻滞剂而不宜选用β-受体阻滞剂。

(2)先快后缓:心绞痛发作时应选快速显效剂解除症状,如硝酸甘油片舌下含化或取亚硝酸异戊酯敲碎安瓿后吸入。再以长效制剂维持治疗以减少或控制再发作。如消心痛(硝酸异山梨酯)、心痛定(硝苯地平)等。

(3)合理配伍用药:β-受体阻滞剂如心得安、倍他乐克等与硝酸酯类药合用可消除后者引起的反向性心动过速,提高疗效。钙通道阻滞剂与β-受体阻滞剂合用对高血压合并心绞痛具有良好效果。但对心肌有严重损伤存在心力衰竭或有窦房结及房室结传导阻滞者可加剧心衰,甚至可导致心搏骤停,应在医师指导下合理选用。心痛定对房室结作用不大,故可与β-受体阻滞剂合用。

(4)掌握用药剂量:一般抗心绞痛药的效应取决于剂量的大小。但过量使用硝酸甘油非但不能使静脉扩张减低负荷而降低心肌氧耗、改善心绞痛,反可引起小动脉扩张及反向性静脉收缩造成心灌注降低,加重心绞痛。故在应用抗心绞痛药物疗效不显著时,应及早就诊而不应盲目自己加大剂量。

24. 针对病情,合理选药

(1)急性发作期:心绞痛等急性发作,必须迅速急救处理,此时应遵循"急则治其标"的原则,采用硝酸甘油等以"通"为主的药物或方法。

（2）缓解期：急性发作后进入缓解期，此时应遵循"标本兼治"的原则，即"通"类药物和以"养"为主的药物同时使用或交替使用。

（3）稳定期：冠心病经过综合治疗，病情得以改善，症状得以缓解，无明显的胸闷、胸痛、心悸等症状，且在较长时间不再发作。但是千万注意，此时病情虽平稳，但仍未完全治愈，仍应该坚持服药，以巩固疗效。同时在治疗上应遵循"缓则治其本"的原则，选用"以养为主"的药物巩固疗效，防止病情恶化，从而进一步减少甚至避免急性症状的反复发作。

服硝酸甘油要得法

硝酸甘油是治疗心绞痛的特效药、常用药，但使用不当非但不能治病，还会引发心绞痛。硝酸甘油能有效制止心绞痛发作，起效快，疗效确切。舌下含化易被口腔黏膜吸收，可避免肝脏（首过效应）的影响。

冠心病患者都知道，当心绞痛发作时，可采取含服硝酸甘油片的方法来缓解疼痛。但有些患者将药片放在舌面上含在口中，这种方法是错误的。

正确的方法是舌下含服（硝酸甘油片0.5毫克/次，速效救心丸10~15粒，必要时重复应用）。舌下含服的生物利用度为80%，而口服仅为8%，含服1~2分钟起效，可维持20~30分钟。

服用硝酸甘油片五个细节

（1）选择最适合药量：心绞痛急性发作时，立即舌下含化1片硝酸甘油，如不见效，隔5分钟再含化1片，以3次3片为限，即每隔5分钟无效时可再含服1片。如含服3次后心绞痛无缓解，且伴有大汗，面色苍白，恐惧不安，四肢厥冷等症状时，应考虑为重症心绞痛或心肌梗死，也可能是伴有胸痛的其他疾病，应立即按心梗的急救常规进行处置,并尽快去急救中心救治。

(2)硝酸甘油剂型选择:当心绞痛发作时,急救一般选用速效类急救药,如硝酸甘油片。如果心绞痛反复发作,可在发作时同时服用中长效制剂,以预防再次发作。中长效类药常用的有消心痛、长效硝酸甘油,一般药效能持续4~8小时。

(3)硝酸甘油片与其他药合用:心绞痛伴心率快的,可同服心得安;心绞痛伴血压高的,可同服心痛定。硝酸甘油还可以与异搏定、硫氮唑酮合用增强疗效,互相克制副作用。

(4)药片保存要求:为了保持硝酸甘油片的疗效,应将此药放入密封避光的有色瓶内,并注意药物的有效期限,及时更换接近失效期的药片。在随身携带硝酸甘油时,由于受身体温度的影响,且密闭情况不佳时,容易分解失效,所以最好每月更换一次。有心绞痛史的病人或老年人,应随身携带药物,放在拿取方便的急救盒内,注意避光保存。

(5)正确服用方法:患者在采用舌下含药法时,最宜采取半卧位。因为半卧位时,可使回心血量减少,减轻心脏负担,使心肌供氧量相对满足自身需要,从而缓解心绞痛。如果病人平卧位,会使回心血量增加,心肌耗氧量也增加,从而使药物作用减弱,起不到良好的止痛作用。另外,病人不宜在站立时舌下含药,否则会因血管扩张、血压降低,导致脑血管供血不足而发生意外。

注意:

舌下含服取坐位,既能预防也应急;剂量过大有征兆,头痛心悸血压低;3片无效有问题,急性心梗要考虑;随身携带防不测,药物失效及时替。另外,硝酸甘油能使颅压和眼压升高,所以青光眼、脑出血患者慎用。

溶栓治疗

冠状动脉造影和生理检查证实:心肌梗死的发生是相应的

冠状动脉内血栓形成造成的,形成的血栓再被血流中的纤溶酶降解,有的患者可发生血栓自溶,血栓越早被溶解,对挽救濒临坏死的心肌越有效。因此,急性心肌梗死的患者在发病6小时内,越早到医院就诊,尽快溶栓,不通的血管就有可能溶通了,对缩小梗死面积、改善心功能、提高生活质量越有利。常用的溶栓剂有尿激酶、链激酶、r-tPA(重组组织型纤溶酶)等。溶栓治疗同时给予抗凝治疗。溶栓的绝对禁忌证是近期有出血倾向的患者,如消化道出血、脑出血。

25. 冠心病的介入治疗

经皮冠状动脉腔内成形术,简称PTCA,人们又称为冠心病的介入治疗。冠状动脉内支架术是指1987年Sigwait医生首先在冠状动脉内置入支架,用于预防球囊扩张术后血管紧急闭塞及再狭窄,并取得了良好的效果。1977年瑞士成功地进行了世界上第一例PTCA,从此开创了冠心病治疗的新纪元。此后,PTCA逐渐在世界范围内推广使用。目前,在我国多家医院开展。介入治疗进展随着PTCA球囊、导引钢丝、支架等器械的日渐精良,PTCA适应证的进一步扩展而被广泛应用。这种治疗方法是从患者的大腿根部内侧腹股沟处穿刺股动脉,然后分别送入导丝、造影导管至冠状动脉开口处,注入造影剂,根据造影结果显示供应心脏营养血管的解剖形态的改变,有无狭窄、狭窄病变部位及程度,据此选择适宜的球囊及支架,从穿刺的部位,通过特殊的导引导管送到冠状动脉狭窄闭塞的部位,将球囊加压充起使狭窄的冠状动脉被扩开和(或)置入支架于狭窄处。再次造影可见阻塞远端有造影剂和血流通过,狭窄部位已不明显了,表示PTCA成功,退出导管,穿刺部位保留扩张管。PTCA的目的如同河流被堆积的淤泥造成河道狭窄一样,将这些淤泥除去,河道增宽,水流通畅,为了防止河堤塌陷,用支架来支撑。

PTCA术后4小时左右，医生根据化验结果决定是否拔除保留的动脉鞘管，平卧24小时或48小时，第3天可下床活动。

提示：

目前PTCA成功率高，并发症少，创伤小，术后卧床3天就可以下床活动，术后1周就可以出院，像正常人一样生活，因此这种治疗方法，冠心病患者容易接受，但其再狭窄率为30%。

26. PTCA术后的处理

PTCA术后，患者将会被送到监护病房，医护人员将严密监测患者的心率和血压。在返回病房前，医生根据测定的指标，将会拔除腿上的动脉鞘管并在穿刺部位压迫止血。止血后伤口将用沙袋加压包扎，患者需平卧24~48小时。在此期间，医护人员会定期化验患者的血液，调节药物浓度以控制血液的黏稠度。术后48小时可下床适量活动，避免患侧剧烈运动。如发现伤口出血、疼痛、肿胀，或出现下肢疼痛、皮肤温度降低、下肢水肿，应该通知医生及时检查处理。正常情况下不会出现这些症状。

27. 5种冠心病患者适合做PTCA

（1）理想的适应证：心功能良好的稳定型心绞痛患者；1支冠状动脉近端、局限性、向心性狭窄，没有钙化，不累及重要分支，是PTCA最理想的适应证。

（2）多支或单支多发病变：多发血管病变指有2支以上冠状动脉狭窄≥50%。多发病变指一支血管有两处以上狭窄≥50%。

近年来随着经验的不断积累，PTCA已广泛应用于多支或多发病变。多支病变PTCA的并发症发生率高于单支病变，再狭窄率也较高；但是近年来研究结果表明，多支病变患者PTCA与冠状动脉搭桥手术在几年的随访期中比较，患者的病死率与心肌梗死发生率无显著差异。约1/3左右的患者因再次出现心肌缺血而需要再次PTCA。PTCA术后恢复快，痛苦小，更易被患者接受。因此，PTCA

对病变适宜的多支病变的疗效已予以肯定。

（3）近期完全闭塞的血管，血管闭塞少于3个月。

（4）急性心肌梗死：急诊PTCA，急性心肌梗死发病早期（6个小时内）直接PTCA，使闭塞冠状动脉再通，可挽救缺血心肌，缩小心肌梗死面积。急诊PTCA的成功率高达90％以上，残余狭窄轻，特别对有出血倾向的患者，如有溃疡病的患者更为合适。

第四章 心律失常——
把握脉搏，养护心脏

在人的一生中，心脏是最忙碌不停的一个器官，一天搏动10万次左右，它担负着泵血的重任，使血液周而复始地在全身上下不停地循环流动。

1. 心脏是"老黄牛"

心脏就像一台不知疲倦的发动机，每时每刻都在不停地收缩和扩张，将富有营养物质的静脉血送到我们身体的每个部位；它又像是一台精密的钟表，那一下一下地收缩和扩张，在我们眼里看来，就是节奏平稳的跳动。

一个正常心脏的跳动，是非常有规律的，故人们将它比喻为一个"组织纪律性强"、能"任劳任怨"的"老黄牛"。

但是，心脏也有不按照既定的节律跳动的时候。这就意味着心律失常的发生。心律失常是一种常见病，如器质性心脏病、代谢性疾病、严重电解质与酸碱平衡失调等都可以引发心律失常。

2. 心率和心律跳得不一样

人们在日常生活和就诊时常常会遇到心率和心律的问题，那么究竟什么是心率，什么又是心律呢？

心率是指人的心脏在1分钟内跳动的次数，成年人正常心率范围为60~100次/分，儿童心率偏快，小于3岁的儿童心率多在

100/分以上。

　　一般来说，人们的心率与他的1分钟脉搏次数是一致的，但对于心房颤动（房颤）的患者，脉搏却不能代表心率，这是因为房颤患者的心房与心室跳动不是同步的，心房处于自身颤动，1分钟可达300多次；300多次的心房跳动只有很少一部分能够下传到心室，而我们的生命恰恰是依靠心室的收缩舒张来维持的。因此，对于心房颤动和心房扑动的患者，我们更重视心室收缩舒张的频率，也就是通常所说的心室率。而脉搏常常是由于心室收缩较弱，射血减少，不能引起动脉血管压力的增加，导致脉搏不能出现，故房颤病人的一分钟脉搏次数低于心率。

　　心律通俗解释就是心跳。心律失常是心脏的节律出现异常的现象。整个或部分心脏的活动变得过快、过慢或不规则，或者各部分的激动顺序发生紊乱，引起心脏跳动的速率或节律发生改变。引起心律失常的原因很多，如各种器质性心脏病（冠心病、心肌病、风心病等）、自主神经系统兴奋性改变、电解质紊乱、麻醉、胸腔或心脏手术、某些药物副作用及中枢神经系统疾病等。此外，老年人由于心脏结构和功能的老化也可产生异位兴奋灶，出现心律失常，有1%~2%的正常人会出现症状。

　　心律失常包括早搏、心动过速、心动过缓、房颤、室颤等。其中早搏是最常见的心律失常，大多数没有危险。若无感觉不适，不需要进行任何服药和手术的治疗，对生活也没有不良影响。但是，如果出现头晕、心悸甚至昏倒等症状，通常是有较严重的心律失常。这种情况下，根据医生的建议进行检查，采用药物治疗的措施改善症状，如若患有恶性室性心律失常，就有可能要进行装心脏除颤起搏器的手术。

神秘的心电图密码

　　心电图是诊断心律失常的最有效、最基本的一种检查方法。

它是通过一个叫"心电图机"的仪器，将心脏的肌电活动记录在纸上，就叫"心电图"。

通过全面阅读心电图，特别是发作时的心电图，可以初步判断患者的基本心律是正常的窦性心律，还是某种异常类型的心律失常。医生还可通过心电图上心律失常的存在，判断其发生的频度，是偶然发生还是频繁发生，以便决定是否需要进一步的检查或药物治疗。

你了解心律失常吗？

心律失常是心血管病中最常见的疾病之一。引起心律失常的病因很多，其中有心脏本身患病的因素，如风湿性心脏病、冠心病、高血压性心脏病、心肌炎等。

各种感染、中毒、高血钾症(或低血钾症)、代谢性酸碱中毒等，也会引起心律失常。有些药物，如肾上腺素、麻黄素等，使用以后也会出现心律失常。

心脏以外的其他器官，在发生功能性或器质性改变时，如甲状腺功能亢进等也会诱发心律失常。

3. 心律失常有哪些表现？

我们每一个人的心脏都在不停地跳动。在正常的情形下，我们并不会感觉心脏在跳动。

当心脏跳得过快、过慢，或心跳节律不规则，即"心律不齐"的时候，就会自己感觉到"心跳"，或者觉得心前区"怦怦"跳动。于是人们就有心慌、难受的感觉，"感觉到心脏好像要跳出来"，甚至有人出现濒死感，而急忙到医院就诊。另外，由于心律失常可导致心脏、脑等脏器的缺血，而出现胸痛、呼吸困难、头晕、乏力，甚至晕厥等症状。但也有患者的心律失常症状不典型，甚至没有任何不适的感觉，只是通过体检或其他疾病检查时偶然发现。

4. 心律失常与急性心肌梗死"常伴行"

大面积急性心肌梗死患者，因为没有及时将闭塞的冠状动脉开通而形成了室壁瘤，出现了心功能不全：一些冠状动脉三支病变患者容易反复出现心绞痛，他们的心电图均出现心律失常明显增多，并几乎均以室性心律失常出现。这些病人不仅住院时间明显延长，出院后康复时间长，生活能力恢复慢，甚至明显减退，以后出现猝死的几率也大。但多数病人在病情缓解后，心律失常也随之逐渐减少。冠心病也可导致心律失常的出现，心律失常可以导致冠心病患者的直接死亡。

5. 心律失常病人如何看医生

(1)向医生详细讲述病史包括：心悸、头晕、晕厥、呼吸困难和胸痛、突发加重和终止的因素等症状；发作与饮食、吸烟、喝茶和咖啡、运动、疲劳、情绪激动、药物的关系等诱因；当时心脏跳动异常的时间、节律和速率等发作特点。应尽可能详细地描述自己发病的过程，医生就会从您的描述中大体判断出您是否患上了心律失常，可能是哪一种心律失常。

(2)心电图记录的心律失常对于诊断有直接的意义。

(3)动态心电图即24小时心电图(HOLTER)，可以进行连续的、动态的观察，在一定时间范围内观察每时每刻的心跳变化。

(4)X线胸片检查大致诊断心脏有无器质性异常。

(5)超声心动图进一步确定有无心瓣膜病和心肌病等器质性心脏病、室壁运动情况。

(6)运动试验监测心律失常和心肌缺血的关系。

(7)必要时做食管心电图，通过食管电极的刺激，诱发心律失常。

(8)必要时做心内电生理检查，在食管心电图不能确定时采用，可诱发心律失常的发生，并可随时终止，还可发现异位兴奋点和异常传导途径。

6. 让心脏愉快地跳动

对于心律失常的诊断，正常情况下的心电图和心律失常发作时的心电图对比，对医生的诊断有极大帮助。每份心电图上应记录好自己的名字、性别、年龄、日期，尤其是记录当时自己有无不适症状以及症状的严重程度、血压情况和用何种方法可使症状缓解等。

通常有问题的心电图，患者一般会将其保留；而往往将一些"正常"或"大致正常"的心电图扔掉，患者认为反正是正常的心电图，也没有什么用处，其实这样做是不对的。因为对于所有影像学的检查，不同时间检查结果的前后比较是十分有意义的。我们经常可以从中发现一些"蛛丝马迹"，并且对于病程长短的判断和鉴别诊断有很大的帮助，因此心电图一定要保留好。

7. 善于捕捉心律失常的动态心电图

在进行动态心电图的检查时，一般医生会告诉患者，记录自己的生活作息状态，如几点钟在运动、几点钟在睡眠、几点钟在散步等等，如果有不适症状更要随时详细记录，也要记录所服用的药物和服药时间。

什么时间做动态心电图最好呢？

我们以心律失常者最常见的感觉——心悸为例来说明：如果患者感觉症状发作频繁。比如每天发作，或者一天中发作数次，那么动态心电图监测则是评价心悸症状最理想的方法。在记录的过程中患者感到心悸，就可以通过对比心悸出现相应时间的心电图，观察心悸时是否有心律失常。在相应时间出现心电图的变化，说明心悸与心律失常有关。但这时并不能下定论说患者的不适一定与心律失常有关，只能说两者相关的可能性较大；尤其当患者仍然以一定的频率或规律发作时，更应继续注意其动态心电图，观察有无新类型的心律失常出现。

我们在日常工作中常常见到有许多患者发生心悸时，心电图却无异常改变。这就提示需要进行其他检查来确定心悸的原因。

但是还有一些患者没有任何不适的感觉，心电图却有或轻或重的心律失常出现，特别是出现孤立性室性早搏、频发室性早搏、阵发性室性心动过速等，这其实就是动态心电图的另一个重要意义所在，能够发现一些隐匿的心律失常，尤其是一些潜在的可能致命性的心律失常。

动态心电图还有一个非常重要的作用，那就是对于短暂胸痛和无症状性心肌缺血的诊断和评价有重要意义。动态心电图可以记录患者心肌缺血时的心电图改变，判断胸痛的性质，还可以了解缺血时是否合并严重的心律失常。

"一审判官"——食管心电图

由于食管在左心房的后面，通过它医生就可以清楚地描记到心房的心电图，并可以通过它进行心房的快速起搏和电刺激。

食管心电图结合电刺激技术对常见室上性心动过速和病态窦房结综合征的诊断有帮助，并可以应用电刺激诱发与终止心动过速，协助评价抗心律失常药物的治疗效果。食管心电图可以较心电图、动态心电图更进一步准确地诊断心律失常，因此，被称之为"一审判官"。

食管心电图需将测试和刺激电极经咽喉放于左心房后部的食管内，在放置电极的过程中患者容易出现恶心、呕吐的现象，但症状均较轻，因此在检查前4小时内不要进食物和喝水。在电刺激的过程中，心率因电刺激而增快，患者不必紧张，放松自己，协助医生尽快完成检查。检查后患者做适当休息就可活动，并进食。

诊断心律失常最精确的方法——电生理检查

电生理检查是诊断心律失常的最精确的检查方法。对于无创检查不能诊断和治疗的心律失常,可通过电生理检查来诊断和治疗。

电生理检查亦称为心腔内电生理检查,它是将几根带有多电极的导管经过静脉插入,放置在心腔内的不同部位,分别记录各部位的心电活动或电脉冲;同时,通过对心脏不同部位的刺激,将临床出现的心动过速诱发出来,鉴别心律失常的类型,另外还可以对药物治疗、起搏器、植入式心脏转律除颤器、导管射频消融及其他手术的治疗结果进行评价。目前,随着电生理检查的成熟,技术水平的不断提高,这项检查已被广泛地应用于临床检查,在许多大医院已经取代食管心电图的检查。

8. 心律失常的药物治疗

三大因素使你必须抗心律失常

(1)预防猝死:心源性猝死是临床上最常见的死亡形式。据统计美国每年有30万～60万人发生心源性猝死。心源性猝死病例中80%～90%是快速室性心律失常进而发生室颤,10%～20%是缓慢型心律失常。抗心律失常治疗对心源性猝死可能有一定的预防作用。

(2)改善血液循环状态:心律失常可导致心房和心室收缩程序改变或心房、心室功能失常,导致心功能的降低。故治疗心律失常可以改善血液循环状态。

(3)减轻或消除症状:许多心律失常患者有心悸、心前区不适等症状,甚至因此而影响休息、睡眠、工作和日常生活。治疗心律失常可以改善这些症状,使患者能够轻松地生活和工作。

心律失常是一种常见疾病,许多疾病和药物都可引起和诱发心律失常。一些健康人也曾发生过心律失常。对于心脏出现的不正常跳动,很多人非常担心,不知道该病是如何产生的,怎样正确治疗以及日常如何护理,其实心律失常可防可治。

细说四类抗心律失常药物

Ⅰ类药：钠通道抑制剂，其作用为降低钠离子的通透性，减慢传导速度，减慢自律性。Ⅰ类药又可分为A、B、C三种。

A. 包括奎尼丁、普鲁卡因酰胺、双异丙吡胺、乙酰卡胺。

B. 除了有"A"种药物的作用外，尚能增加细胞膜对钾离子的通透性。故此类药亦成为钾离子外流促进剂。包括利多卡因、美西律、妥卡尼、苯妥英钠、莫雷西嗪、阿普林定。

C. 包括普罗帕酮、氟卡尼、恩卡尼。

Ⅱ类药：肾上腺素能受体阻滞剂，主要为阻断或减弱交感神经对心肌的兴奋作用。包括普萘洛尔、美托洛尔等。

Ⅲ类药：动作电位延长剂。延长心肌细胞动作电位的时间及有效不应期，使折返激动中的单向阻滞变成双向阻滞。包括胺碘酮等。

Ⅳ类药：钙通道阻滞剂，包括维拉帕米、硫氮卓酮等。

其他：包括①镇静剂，如安眠药，通过对中枢神经系统的抑制作用，达到抗心律失常的目的；②洋地黄，用于治疗室上性心动过速，减慢心室率；③钾盐，用于低钾引起的心律失常；④异丙基肾上腺素；⑤阿托品和异丙基肾上腺素等均用于缓慢型心律失常；⑥腺苷，用于治疗室上性心律失常，并有扩张冠状动脉的作用；⑦中药主要有稳心颗粒和环常绿黄杨碱，主要用于治疗房性和室性早搏。

9. 8种药物让心律不再失常

（1）胺碘酮

胺碘酮是一种作用极其广泛、疗效尚佳的抗心律失常药物，它可以治疗多种心律失常，并且是治疗心律失常的首选药物。它可用于预防复发性致命性快速心律失常，如室性心动过速及室颤，对于单纯室上性心动过速、快速房颤、房扑均有明显疗效。

胺碘酮的药物特点就像一个慢性子的人一样，它不但吸收慢而且排泄也慢。

像所有的抗心律失常药物一样，胺碘酮也有其药物副作用。它对于心脏的影响：可致心动过缓，致心律失常很少发生，偶尔发生尖端扭转型室性心动过速。胺碘酮除心脏以外最严重的副作用为肺纤维化，但这个副作用对于每日用量<300毫克的患者来说很少发生。另外，胺碘酮还可以使转氨酶升高，个别可导致肝硬化；光过敏，角膜色素沉着；甲状腺功能亢进和甲状腺功能减退；胃肠道反应等。

如何使用胺碘酮，我们已经知道胺碘酮起效较慢，为了加速胺碘酮的起效，现在多在服用胺碘酮开始给予大剂量（即负荷量），使药物在短时间内达到有效的药物浓度。负荷量可从600~1400毫克/天，服用2~21天，然后再使用维持量。维持量通常为200~600毫克/天，甚至更小的剂量。

（2）奎尼丁

奎尼丁对室上性、室性心律失常均有效。它还可以转复房颤、房扑成为窦性心律。虽然奎尼丁的治疗范围较广，但其治疗心律失常的药物浓度和中毒浓度接近，有危及生命的副作用，使用时要严密监测。目前，奎尼丁已逐渐被胺碘酮取代。

奎尼丁和胺碘酮一样，起效较慢，从体内排除的时间亦较长，如果快速增加剂量用以转复房颤，容易导致中毒。

对于有低血钾、QT间期延长、有过尖端扭转型室速的患者不宜使用奎尼丁，因为这时使用奎尼丁会加重病情，使病情恶化。另外，奎尼丁在小剂量或正常剂量时也可能诱发心律失常，也就是奎尼丁晕厥。因此，使用奎尼丁时要定期复查心电图，严密观察心电图的变化，还要复查血钾和监测血压，避免低血压的发生。

（3）美西律

美西律（即慢心律）常用于治疗室性心律失常，以及对其他药物无效的心律失常，是目前治疗室性早搏最常用的药物之一。

美西律首次用量要小，在2~3天内增加剂量至发挥疗效或出现可以耐受的副作用。其使用剂量为100~200毫克，每8小时一次。对于肾功能异常、心力衰竭和肝功能异常者，应相应减少剂量。

（4）普罗帕酮

普罗帕酮（心律平），是应用非常广泛的抗心律失常药物。它常被应用于治疗各种类型的室上性和室性心律失常。它不仅可以有效控制室上性心动过速和旁路所致的折返性心动过速，而且对房颤、房扑的转复也十分有效，并可用于转复后窦性心律的维持。

（5）普萘洛尔

普萘洛尔（心得安）属于非选择性β-受体阻滞剂，索他洛尔也属于此类药物。非选择性β-受体阻滞剂主要用于治疗各种快速心律失常。对电转复后窦性心律的维持与奎尼丁相同，而对于预防运动诱导的晕厥有一定的作用。

常见的副作用与β-受体阻滞剂和QT间期延长有关，它可出现心动过缓、低血压现象；有的出现疲乏，头晕，头痛，支气管痉挛等，对于心律偏慢的患者应慎用。对于QT间期延长综合征、病窦、房室阻滞、低血压、严重心力衰竭患者禁用。

（6）阿替洛尔

阿替洛尔是一种选择性β-受体阻滞剂，对血管和支气管作用很小。其主要用于治疗窦性心动过速，也用于治疗轻度高血压。

阿替洛尔不宜用于缓慢型心律失常，对心功能不全者慎用。

（7）维拉帕米（异搏定）

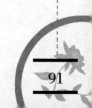

异搏定对于室上性心动过速，减慢房颤、房扑的心率有效。

异搏定的副作用表现为对肝功能的损害，因此，服用的时候要定期复查肝功能。另外，异搏定可加强β-受体阻滞剂的作用，那些心功能不全的患者使用时要特别注意。异搏定可增强地高辛药物浓度，对于服用地高辛的患者应适当减少地高辛的剂量。

(8)莫雷西嗪又叫莫瑞西嗪。用于治疗室性和房性早搏，对阵发性室上性心动过速和阵发室性心动过速有效。

主要的副作用为头晕、口干、胃肠道不适，对传导功能差及肝肾功能不全的病人有轻度影响。

10. 使用抗心律失常药物注意几点

(1)使用某一抗心律失常药物之前，要注意以下几点：必须慎重考虑该药对患者的危害性及有效性，尤其要考虑药物的危害性。包括毒副作用，致心律失常作用；以及对传导功能的影响，是否会加重心力衰竭等，只有在医生的严密监测和病人自己的细心观察下服用抗心律失常药物，才能使抗心律失常药物安全、有效地发挥作用。

(2)病人要向医生了解所用的抗心律失常药物有没有相互作用，特别是当同时服用几种抗心律失常药物的时候，应及时向医生提出并请医生及时调整。

(3)病人对于自己服用药物的剂量也要做到心里有数。不仅是平时常规服用的剂量，药物的最大剂量也应向医生询问清楚。切忌在开始服用常规剂量无明显效果后，病人自己擅自加大药物剂量，这无疑是非常危险的。

(4)合理选择药物剂型。通常对一些长期或慢性的心律失常，最好选用口服药，大多安全有效；如果病人起病较急，如突发的室性和室上性心动过速，则应尽快选用静脉注射的药物为佳。病人要知道这些处理原则，积极配合医生的治疗。

（5）老年患者特别要注意，因为药物在老年人体内代谢慢，更容易产生药物的蓄积中毒。因此，老年人服用抗心律失常药物要从小剂量开始，根据情况逐渐增加药量。

（6）病人在服用抗心律失常的药物之前，应及时向医生说明自己有无药物过敏史。对于过敏的药物，最好不选用，以免出现药物过敏或其他问题，使病情复杂化。

11. 抗心律失常药物是把双刃剑

现有的抗心律失常药均有潜在的致心律失常作用，尤其是长期服用单离子通道阻滞剂，致心律失常发生率为5%～10%。另外，多数抗心律失常药物可引起患者心率减慢、恶心、呕吐、胃部不适、皮疹、头晕、腹泻、视觉、听觉障碍、眩晕、意识模糊、血小板减少等消化、神经、血液、免疫系统的改变。所有的药品说明书上一般都会详尽地写明该药物的副作用，但是并不是所有服药的患者都会出现药物的副作用，而且发生副作用的轻重程度也不同。

一般来说，医生给药的时候就会考虑到药物的副作用，医生也会告诉患者可能出现的副作用，所以，作为患者大可不必因为惧怕抗心律失常药物的副作用而拒绝服药。切忌因噎废食。如果医生在给您开药的时候没有告诉您，您可以向其咨询，或在服用药物之前详细阅读药物说明书，充分了解药物的副作用。

抗心律失常药物可能导致心律失常的问题一直困扰着医学界众多人士。至今我们没能找到有效治疗缓慢性心律失常的药物，传统抗心律失常药物的毒副作用反而日益明显，不仅具有严重的心脏外毒性，而且有可能引发新的心律失常，甚至使原心律失常症状进一步恶化。一面是心律失常症状严重影响患者生活质量，一面是巨大的用药风险。用药，还是不用药？心律失常的治疗者面临着哈姆雷特式的困境。

专家共识：寻找多途径干预，使用安全、有效的药物是摆脱心律失常治疗困境的唯一出路。

12. 络病理论如何看待心律失常

络病理论认为,心律失常的发生主要是由于气阴血虚所导致心络的络虚不荣和络脉瘀阻所引起的。络虚不荣与心脏传导系统及自主神经功能异常具有内在相关性,而络脉瘀阻导致的心肌缺血缺氧是络虚不荣病情加重发展的基础。参松养心胶囊是在中医络病理论指导下研制的能有效治疗心律失常的现代特色中药,具有整合调节抗心律失常作用,它可以改善心肌供血,从而治疗心律失常的病理基础,通过调节心肌细胞自律性,改善心脏传导,调节心脏自主神经功能,改善心肌细胞代谢,发挥广谱抗心律失常作用,不仅可用于冠心病、病毒性心肌炎、自主神经功能失调等引起的各种早搏、心动过速、房颤、传导阻滞等,同时也适用于很难用西药治疗的传导阻滞伴早搏、快慢综合征等,并可明显改善患者心慌、气短、失眠、乏力等症状。

2007年8月-2008年9月,作为我国第一个开展循证医学临床研究的中药抗心律失常药物,由中华医学会心电生理与起搏分会副主任委员曹克将教授、中国医学科学院阜外心血管病医院浦介麟教授及首都医科大学朝阳医院杨新春教授负责,全国36家三甲医院心内科500余名专家参与,对1476例各种心律失常进行了多中心、随机、双盲对照循证医学临床试验,结果表明,参松养心胶囊不仅对于快速性心律失常(室性早搏、阵发性房颤)有效,治疗室性早搏优于阳性对照药(美西律),治疗阵发性房颤与阳性对照药普罗帕酮无统计学差异。更加令人振奋的是,参松养心胶囊对于迄今为止在世界范围内尚无理想治疗药物的缓慢性心律失常(病窦综合征、房室传导阻滞、慢快综合征等)具有确切的疗效,24小时平均心率提高7.15次。

此外,经过1609个病例Meta分析显示,参松养心胶囊引发心脏不良反应的几率为0，是全面、有效、安全的心律失常治疗药物。

建议：

建议患者在了解抗心律失常药物的利弊后，一定要按照医嘱用药，同时密切观察用药后副作用的发生，一旦药物的副作用出现，应及时就诊，若情况严重应立即减药，甚至停药，将药物的副作用减至最小。

13. 四招可使心律不失常

(1) 熬夜娱乐不可取

过年过节，家庭聚会、朋友聚会中，熬夜聊天、玩牌等娱乐活动必不可少，对于心律失常患者来说，熬夜对身体的影响不是第二天多睡一会儿就能挽回的。

心律失常是心脏传导系统和自主神经系统功能紊乱引发的，一般的劳累就可以诱发和加重心律失常。因为劳累会使全身的血液循环系统发生相当大的变化，影响到心脏的传导系统和自主神经系统，从而导致心律失常的发生。所以，心律失常患者千万不要因一时高兴而忽视了自己的心脏健康，过年过节，熬夜娱乐的患者一定要坚持服用有效治疗心律失常的药物。

(2) 久病不成医

由于心律失常类型繁多、病理复杂，所以心律失常的治疗也是一个长期、复杂的过程。在日常生活中，有很多心律失常患者"久病成医"，在出现心慌、气短、胸闷等心律失常的常见症状时不愿到医院就诊，而是单凭着自己的经验用药；还有人将过去医生开出的处方长期保留反复使用。殊不知，现在临床上多数抗心律失常药物都是通过直接影响心肌细胞的自律性、兴奋性和传导性而起到治疗作用的，如果应用不当，甚至会诱发或加重心律失常，这就是"抗心律失常药物的致心律失常作用"。所以，心律失常患者只有选择正确的治疗药物，才能确保治疗效果，切不可"久病成医"，自行用药。

（3）紧张心情，狂热情绪要不得

谈成了一笔生意，看激烈的比赛，碰到了高兴的事情，这样的氛围都容易诱发心律失常。其次，生活作息时间不规律，很有可能会导致睡眠不足，甚至失眠，这些都不利于病情稳定与治疗。所以心脏病患者尽量避免参与到令人容易激动的氛围中去，对于容易激动的患者来说，最好的办法就是拥有平和的心态。

当然，心脏病患者要及时服用药物治疗心律失常。参松养心胶囊是治疗心律失常的中药新药，通过调节心脏传导系统和自主神经系统功能、提高心脏耐缺血缺氧能力，起到有效治疗室早、房早、房颤、心动过速、传导阻滞等各种心律失常的作用。由于参松养心胶囊中选用的药物都是养心安神的纯中药，所以对心律失常患者的心悸不安，气短乏力、失眠多梦等症状具有很好的改善作用，能有效保护心律失常患者在节日期间的心脏健康，对情绪容易激动、生活不规律的患者，有保护心脏的功效。

（4）心律失常要及时治疗

长期以来，人们对于心律失常不太介意，使不少心律失常患者因耽误治疗而造成遗憾。心律失常可见于健康人或自主神经功能失调患者，在吸烟、饮酒、体力活动及情绪紧张时可出现早搏、心动过速等。这类心律失常为良性，如果通过休息、情绪调整能消失，不必使用药物治疗；若长期不能消除，也需用药治疗。各种器质性心脏病，如冠状动脉粥样硬化性心脏病、心肌病、心肌炎、心肌缺血、缺氧、感染等引起的心律失常就必须及时治疗。心律失常的治疗取决于其引起的血流动力学变化，在治疗上应注意尽量运用小剂量药物使心律失常明显减少或消失即可，不宜大剂量使用抗心律失常药物，因为抗心律失常药物的毒副作用很大，而且控制心律失常后，停药容易复发。运用中医药治疗心律失常具有西药不能代替的优势：一是毒副作用小；二是显效后疗效巩固；三是可以从整体上调整患者的身体机能，全面消除患者的症状。

中药治疗心律失常的关键在于辨证与辨病相结合，所谓辨证就是根据患者所表现出的症状和舌苔脉象来分析判断心律失常患者是属于气滞血瘀、气虚血瘀、气阳两虚、心肾阳虚，还是湿邪阻滞、痰热内阻；所谓辨病就是根据患者症状进行的各种现代医学检查、化验来诊断患者的心律失常是由于冠心病、心肌炎、心肌病引发，还是由于心脏神经官能症所致，这样诊断明确、辨证精良，治疗就能有的放矢。

在这里必须指出的是：冠心病心梗后如果出现心律失常，如室早、心动过速、室上速等，一定要及时治疗，因为这种心律失常会导致生命危险。我们运用中医络病理论研发的通络药物，不仅可以控制心律失常，还可以降脂抗凝、改善血管内皮、解除血管痉挛、抗动脉硬化，通过治疗冠心病的基础病变，防止心梗复发。

14. 预防心律失常六措施

完全预防心律失常发生有时非常困难，但可以采取以下几点措施，减少发生率。

（1）避免诱发因素：吸烟、酗酒、过劳、紧张、激动、暴饮暴食、消化不良、感冒发烧、摄入盐过多、血钾、血镁低等。病人可结合以往发病的实际情况，总结经验，避免可能的诱因，比单纯用药更简便、安全、有效。

（2）稳定情绪：保持平和稳定的情绪，精神放松，不过度紧张。紧张的情绪易诱发心律失常。

（3）自我监测：在心律失常不易被检测到时，病人自己最能发现问题。有些心律失常常有先兆症状，若能及时发现及时采取措施，可减少甚至避免再发心律失常。

（4）生活要规律：养成按时作息的习惯，保证睡眠，因为失眠可诱发心律失常。运动要适量，量力而行。饮食要定时定量。

（5）定期检查身体：定期复查心电图、电解质、肝功、甲状腺功能等，因为治疗手段可影响电解质及脏器功能，所以应定期复诊及观察治疗效果相应调整治疗方案。

（6）合理用药：病人必须按医生要求服药，并注意观察用药后的反应。有些抗心律失常药有时能导致心律失常，所以，应尽量少用药，做到合理配伍。

提示：

心律失常可见于健康人或自主神经功能失调患者，在吸烟、饮酒、体力活动及情绪紧张下可出现早搏、心动加速等。属于良性早搏，通过休息、情绪调整能消失，不必使用药物治疗，除非长期不能消除，才需用药治疗。

第五章　高血脂——堵塞血管这条"生命通道"

世界卫生组织(WHO)的数据显示，20岁以上的美国人中，20.1％血脂偏高；英国16岁以上人群中24％的人患有血脂异常。而由此引起的冠心病等心血管类疾病，在我国每10秒钟就会夺走一个人的生命，每天约8000人死于此类疾病。

1. 血脂异常，血管危机制造者

我国18岁以上血脂异常人群达1.6亿，35岁以上人群中有数千万人同时患有高血压和血脂异常，血脂异常知晓率及治疗率低，有效控制率不足三成。在欧美国家，这一数字同样不容乐观。

血脂异常者由于多余的血脂堆积在血管壁内损害动脉血管内皮功能，逐步形成动脉硬化斑块，堵塞血管而引起心和脑的供血不足，最终导致冠心病、脑卒中等威胁生命。因此血脂异常就像"定时炸弹"一样埋伏在体内，时刻威胁着我们的生命。

血脂是什么？

血脂是血中所含脂质的总称，其中主要包括胆固醇和甘油三酯。

胆固醇和甘油三酯都是不溶于水的，它们必须被能溶于水的磷脂和蛋白质包裹才能存在于血液中，并在血中循环运输，这就好比不会游泳的人只有坐上了船,才能在江河中来去自如。胆固醇、甘油三酯、磷脂和蛋白质组合在一起,形成易溶于水的复合物,叫做脂蛋白。脂蛋白中所含蛋白的种类和数目、胆固醇含甘油三酯的多少决定其重量。所以,血液中的脂蛋白也是有轻有重的。脂蛋白中密度高、颗粒小的一部分称为高密度脂蛋白,而密度低、颗粒稍大的一部分称为低密度脂蛋白。

血脂来源

血脂的来源有两条途径:一是来源于我们吃进的食物,二是来源于我们体内的合成。

我们每天摄入的食物中,主要含淀粉和脂肪。中国人以淀粉(如大米、玉米等)为主食,所以甘油三酯的主要来源应该是淀粉。此外,猪肥肉、动物油脂、烤鸭、各种煎炸食品、奶油糕点均含有大量的饱和脂肪酸。

肝脏和小肠是合成甘油三酯的主要场所,肝脏的合成能力最强,但不储存甘油三酯,合成后即释放入血,脂肪组织如皮下脂肪及肌肉之间的脂肪等也是合成甘油三酯的重要部位。

除了遗传基因的作用外,饮食是影响血胆固醇水平的最重要因素。人们早已知道,只有动物食品才含有胆固醇,植物食品是不含胆固醇的。含胆固醇高的食品多种多样,蛋黄中含有丰富的胆固醇,所以不能多吃。

人体内大部分的胆固醇靠自身合成。肝脏是胆固醇的主要合成部位,胆固醇合成的来源像甘油三酯一样,主要来自于糖的分解,其次来源于食物脂肪和体内脂肪的分解。所以,即使食物中没有胆固醇,体内仍能自行合成而不致缺乏胆固醇。虽然人体血浆中甘油三酯、胆固醇主要靠自身合成,但食物的影响不容忽视,毕竟它们的合成需要原料。

2. 人体内的血脂出路在哪里

甘油三酯大部分储存于腹部、皮下和肌肉间的脂肪组织中,因此表现为"大腹便便"或"将军肚"。饥饿时甘油三酯从脂肪组织中动员出来,产生人体活动需要的能量,以满足生命活动和体育运动(打球、跑步等)的需要,所以这就是专家倡导的控制饮食和适当运动可减轻体重的原因。

胆固醇遍布全身各处,是所有组织、器官的细胞组成成分。正常情况下,过多的胆固醇可经肝脏代谢,并以胆汁酸的形式排至肠道,最终被排出体外。

但是,在某些异常的情况下,过多的胆固醇会沉积在动脉壁,形成一种医学上所称的粥样斑块(因为肉眼所见这种块状物内部形状类似小米粥而得名),堵塞血管使血流不畅,甚至闭塞,形成各种各样的疾病。如堵塞心脏的血管可产生心绞痛与心肌梗死;阻塞脑血管可导致卒中和痴呆;阻塞四肢血管引起四肢疼痛,尤其是下肢的跛行等等。

3. 血脂家族四兄弟

大哥胆固醇,主要由自身代谢产生,从饮食中吃进来的很少,约占20%,具有合成激素和构成细胞膜等重要的生理功能。如果胆固醇增高,单靠饮食来调节,往往达不到满意的效果,要及时加用药物治疗将胆固醇指数降至正常标准。

二哥甘油三酯具有能量来源、供热和保护机体等重要生理功能。甘油三酯升高是引起冠心病、脑卒中的独立危险因素,但危险性小于胆固醇,过高还会引起急性胰腺炎。日常生活中多吃动物油脂、内脏,饮酒等,都会使其显著增高。另外,还易受到糖尿病、脂肪肝、机体应激状态、发热、创伤等的影响。

三哥低密度脂蛋白胆固醇,将肝脏合成的胆固醇运输到身体各处的血管。当其含量增高时,会造成"血稠",沉积于动脉的内膜，同时刺激内膜增生，在血管内壁上形成粥样斑块，斑块逐渐增大增多，血管壁也增厚变硬了，形成动脉粥样硬化，发生在心脏，导致冠心病；发生在脑，则会引起脑卒中。可以说它是上了膛的"枪"，满载着致病的"弹药"——低密度脂蛋白胆固醇。其危险性要高于胆固醇。

好兄弟高密度脂蛋白胆固醇，与低密度脂蛋白恰恰相反，四兄弟中最小的高密度脂蛋白胆固醇是心脑血管的保护神，可以将全身各处过多的胆固醇运送回肝脏进行处理，被称为血管的"清道夫"。它增多时可以降低血管中胆固醇的含量和引发心脑血管疾病的危险，延缓动脉粥样硬化的发生和发展，是维护心脑血管健康的有力保障。

血脂家族四兄弟中只要其中一项出现异常，就可以诊断为血脂异常。医学证实，胆固醇有一个很有意义的规律，当胆固醇水平下降1%，冠心病发生率就可降低2%，即"1:2规律"。

正因为血脂与冠心病、脑卒中的关系密切，为了防患于未然，必须积极进行调脂治疗，尤其是老年人。因为老年人比年轻人更易患冠心病、脑卒中，且危害也更大。应重视降低坏兄弟（TC、TG，LDL-C），同时应升高好兄弟（HDL-C），这样才能真正消除高血脂，消除藏在身体中的巨大隐患。

4. 血脂检查前四注意

要了解自己的血脂情况，就必须抽血化验血脂。目前医学上提倡：20岁以上的人应该每5年检查一次血脂。40岁以上的人至少应每一年检查一次血脂。有心脏病家族史、体型肥胖、长期吃糖过多、嗜烟、酗酒、习惯静坐、生活无规律、情绪易激动、精神常处于紧张状态者，尤其是那些已经患有心脑血管疾病，如冠心病、高血压、脑梗死及已患有高脂血症的病人，或者皮肤有黄色瘤的朋友，更应在医生的指导下定期检查血脂。在进行血脂检查前应注意下列几点：

（1）禁食：检测空腹血脂时，一定要抽取空腹12小时以上的静脉血。

（2）取血化验前的最后一餐应注意，忌用高脂食物；不饮酒，因为饮酒能明显升高血浆含甘油三酯的脂蛋白及高密度脂蛋白（HDL）的浓度，导致化验结果有误差。

（3）在生理和病理状态比较稳定的情况下进行化验。4～6周内应无急性病发作。

（4）检查时不要服用某些药物。避孕药、某些降血压药物等可影响血脂水平，导致检验的误差。

血脂检查易受许多因素的影响，到医院化验前务必注意上述几种情况，这样才能保证化验结果的准确性。

5. 45～55岁男性是高危人群

目前血脂异常人群主要集中在四五十岁，以男性为主，照此趋势发展下去，血脂异常的人还会越来越多，并呈现低龄化趋势。

WHO对影响人类健康的众多因素进行评估的结果表明：遗传因素居首位为15%；膳食营养因素的影响为13%。但对血脂异常而言，膳食不合理则是"罪魁祸首"。现在人们工作生活压力大，没有时间运动，应酬多，饮食也不规律，尤其是四五十岁的上班族，血脂已经很高了，可还是不能戒酒。他们通常苦着脸说应酬太多，不喝不行。

不过，由血脂异常引发的心脑血管疾病是能预防的，如胆固醇每降低1%，冠心病危险就降低2%。而预防血脂异常要在18岁前就养成良好的生活习惯，在40岁左右强化预防。

6. 一定要空腹抽血化验血脂吗？

空腹血是指禁食12～14小时后所抽的静脉血，因此抽血化验血脂的前一天晚上8点后除了可以喝少量白开水外，不能吃其他任何东西，于次日早上8点到10点抽血化验血脂。

影响血脂化验结果的因素较多，其中影响最大的因素是食物。进食后，特别是吃了丰盛食物后，食物中脂肪在小肠中进行消化与吸收，经过小肠进入血液，血中的脂质和脂蛋白含量就会发生变化，特别是甘油三酯浓度明显增加，因此用这种血液测得的各项结果，不能反映机体的真实情况。另外，餐后血脂还受到食物的种类和数量的影响。比如吃了脂肪含量丰富的食物后，甘油三酯明显升高。而吃些蔬菜为主的食物后，甘油三酯升高相对较小。因此，空腹抽血可以避免不同食物对血脂的影响。目前血脂各项检验的参考范围，均是以空腹血所测得的数值为准。

7. 理性看化验，平衡对人生

血脂化验单虽然很简单，但包括的内容较多，不同的医院化验室所做的血脂项目差异也很大，且各血脂项目多由其英文缩写来表示，对于没有学过医的广大患者来说的确很陌生。首先让我们了解一下 血脂化验单的主要项目：

（1）TC: 总胆固醇，一般医院的化验室都可以检测的项目，它代表的是血中所有的胆固醇。

（2）TG: 甘油三酯，代表了血中所有甘油三酯的含量。

（3）LDL-C: 低密度脂蛋白胆固醇，低密度脂蛋白是含有多种成分的复合体，医学上要测定其所有成分的含量比较困难,故使用他所含的胆固醇成分作为代表，来反映血中低密度脂蛋白的浓度。低密度脂蛋白中含有较高的胆固醇，因此是一项目前最受重视的血脂指标。

（4）HDL-C: 高密度脂蛋白胆固醇，反映血中高密度脂蛋白的浓度。高密度脂蛋白是一项比较特殊的指标，它升高是一件好事，而过低则会增加心血管病的危险性。

此外, 在一些较为全面的血脂化验单上, 还可以看到Lp(a), 升高也有可能会增加冠心病的危险性。另外, Apo B100和Apo A1是两项仅在大医院才能化验的指标, 它们分别代表载脂蛋白B100和载脂蛋白A1。血Apo B100浓度的变化多与低密度脂蛋白胆固醇相一致, 因此, Apo B100升高对人体同样不利。Apo A1的变化则与高密度脂蛋白相同, 所以Apo A1升高对人体是有益的。

8. 众说纷纭胆固醇

经常有病人问医生: 胆固醇究竟是好还是坏? 有人说胆固醇是 "生命之源", 因为人体最重要的生命活动, 如细胞的生长、激素的分泌、神经的传导都离不开它; 有人则说胆固醇是 "罪魁祸首", 因为动脉粥样硬化、心肌梗死、脑卒中都是由它导致的; 有人说胆固醇降得越低越好; 有人说胆固醇降得太低反而不好, 会引起脑出血和癌症。有人说胆固醇增高就是心脑血管病的重要危险因素; 又有人说如果只是单项稍高, 没有什么关系。总之, 众说纷纭, 常使得病人无所适从。

其实, 何止是胆固醇, 人们对医学上的许多检查、化验、功能测试、营养素摄入等等都存在类似问题。

客观地说, 人体的一切指标不论是身高、体重、血脂、血糖、血压、红细胞, 白细胞, 各种矿物素、维生素、营养素……对健康都很重要, 都很独特, 都不分好坏; 都是缺了不行, 多了也不行; 正常都好, 偏离正常都不好。只有在一定的适当的范围内, 身体机能才能正常地运转。也就是说, 关键是一个 "度" 的问题, 不论什么成分, "不足" 或 "过度" 都是对健康不利的, 颇有些类似中医的 "阴阳平衡才是健康" 的观点。由于人体的个体差异本来就很大, 而现代体检项目又很多, 加上一些由于仪器和操作的原因, 因此体检后一些项目的 "异常" 就很普遍了, 但却给很多人带来了困惑和压力。

9. 机体大健康需要综合平衡

这里需要着重指出的是,机体的大健康是一个从躯体到心灵的宏观的、整体的综合平衡,而不仅仅在于一两个指标。机体自身有极为周密、细致强大的代偿调整、平衡和康复功能。比如,生活方式疾病如动脉粥样硬化、高血压、糖尿病的形成是由多达十余种危险因素共同促成,任何单一危险因素的影响力度是有限的,而如果有多种危险因素同时存在,其对健康的破坏力将成倍或十倍地增加。因此关键是要防止多种危险因素的联合存在,而对单一危险因素如胆固醇的轻度异常则不必过于紧张。可以通过饮食、运动控制,也可服用如血脂康这样安全有效的调脂药物解决。

10. 一生中的三大任务

动物实验表明:机体有强大的自我调整能力,给实验动物增加20%的食物量,但不限制其活动,则实验动物的体重和血脂都无变化;相反,只是给动物精神恶性刺激(电刺激,过分拥挤,剥夺睡眠,超负荷负重、游泳等),动物很快发生血管内皮病变,形成动脉硬化。从小白鼠实验到灵长类狒狒的禁闭实验,都说明稳定的神经系统功能对健康起着十分重要的作用。在人体健康的各因素中,平衡的心态,和谐的人际关系更是起着决定性的作用,远远比某一单项指标的高低更重要,这早已为世界卫生组织所一再强调。著名文学大家季羡林先生九十多岁在病床上写出的新作《病榻杂记》中有一段话对人颇有启发,大意是:人的一生有三大任务最重要,正确处理天人关系,天人合一;正确处理人与人的关系,人际融合;正确处理个人思想感情,身心和谐。信哉,恬淡虚无,真气从之,精神内守,病安从来。生活很复杂,但如能"哲学认识世界,医道理解生命,理性观察社会,热情对待人生",一切就都迎刃而解了。

11. 高脂血症的表现

血脂异常的人一般不会有太多的感觉，除非当血液中的血脂水平比较高时，由于血液黏稠度的增高而出现一些相关的症状，如头晕、视物模糊、胸闷、肢体麻木、肝区疼痛等。有些患者还会有以下一些表现。

黄色瘤

身体某些部位出现了黄色、橘黄色或棕红色的结节、斑块或疹子，医学上称之为"黄色瘤"。这些结节或疹子可出现在脚后跟、手背、臀部及肘、膝、指关节等处，有的可表现为手掌部的黄色或橘黄色线条状条纹。如出现上述表现，多提示有家族遗传性的高脂血症，往往高脂血症比较严重，应予高度重视。不过，眼皮周围（最常出现在上眼皮的内侧）的橘黄色略高出皮面的扁平黄色瘤也可见于血脂正常的人。

眼睛变化

眼睛的某些改变有时也能提示血脂异常。如在40岁以下的人中，眼睛上出现了"老年环"，表现为黑眼珠周围出现一圈白色的环状改变，往往提示有家族遗传性高胆固醇血症的可能。此外，在眼科进行眼底检查时，如果发现小动脉上有脂质沉积引起的光散射，常常是严重的高甘油三酯血症的表现。

心脑血管病患者

有冠心病、脑卒中（卒中）、高血压病、糖尿病的患者或体形较肥胖者，可能同时合并有血脂异常，应进行常规血脂检查。

家族遗传：家族中尤其是直系亲属中，有较早（男性45岁以前、女性55岁以前）患冠心病特别是心肌梗死的病人时，可能有家族遗传性的血脂异常，也应注意对其他家庭成员的血脂进行检查。

同一人的血脂水平会有变化吗

每个人的血脂水平在不同时期会有变化，在医学上称为个体血脂水平的波动。影响血脂变化的因素较多，其中饮食对甘油三酯的影响甚为明显。

此外，人体自身的生理性变化也会影响血脂浓度。有人估计，一般人在不同时间内所测的甘油三酯浓度平均有17%的差别。这种同一人在不同时间内甘油三酯的变化，在医学上称为生物学变异。血胆固醇的生物学变异性较小，所以其在血中的含量也较为恒定。

不同的时间、季节、环境、精神紧张度，以及伴有的其他疾病均对血脂水平产生影响。有研究表明，人群中血胆固醇和甘油三酯水平与季节有关，一般在冬春季节最高，夏季最低。情绪变化和精神高度紧张往往使血脂在短时间内明显升高。

如何诊断是否患有高脂血症

判断是否有高脂血症或在决定服用降脂药物之前，至少应有两次不同时间的血脂化验记录。如首次化验结果不正常，则应另择日复查血脂。若血脂仍然不正常，即可确定高血脂的诊断。单纯血胆固醇升高时医学上称之为高胆固醇血症；只有血甘油三酯升高时则称为高甘油三酯血症；如果血胆固醇和甘油三酯都升高，就叫作混合性高脂血症。

中国成人血脂异常防治指南（2007年版）：

1.总胆固醇（TC）＜5.18mmol/L（200mg/L）为合适范围。TC5.18~6.19mmol/L（200~239mg/dl）为边缘升高，TC≥6.22mmol/L（240mg/dl）为升高。

2.低密度脂蛋白胆固醇（LDL-C）＜3.37mmol/L（130mg/dl）为合适范围，LDL-C3.37~4.12mmol/L（130~159mg/dl）为边缘升高，LDL-C≥4.14mmol/L（160mg/dl）为升高。

3.高密度脂蛋白胆固醇（HDL-C）＜1.55mmol/L（60mg/dl）为合

适范围, HDL-C<1.04mmol/L（40mg/dl）为减低, HDL-C<1.55mmol/L（60mg/dl）为升高。

4.甘油三脂（TG）1.70mmol/L（150mg/dl）以下为合适范围, TG1.70~2.25mmol/L（159~199mg/dl）为边缘升高, TG≥2.26mmol/L（200mg/dl）为升高。

12. 高脂血症的诊断与年龄的关系

血脂水平与年龄有一定的关系。成年人的血脂水平要比儿童高, 中老年人的血脂则高于青年人。

血脂为什么会升高

脂肪来源于体内和体外两条途径: 前者主要在肝内合成, 而后者从饮食中摄取。脂肪主要通过肝脏代谢清除。所以, 体内脂肪来源过多和肝脏清除减少都可导致血脂升高。例如: 随着年龄的增长, 肝脏清除脂肪的能力下降, 血脂水平因此而升高。

13. 是什么引发高脂血症

高脂血症是由多种因素引起的疾病, 是环境因素与遗传基因异常相互作用的结果。

环境因素主要是饮食因素

（1）高胆固醇和高饱和脂肪酸的摄入。例如有些人喜欢吃肉和动物内脏, 有人喜欢用猪油或其他动物油炒菜吃, 时间长了, 血脂就悄悄地升了上去。

（2）从饮食中摄取过多的热量, 引起肥胖或超重, 是高血脂、高血压、糖尿病和心脏病常见的危险因素之一。

（3）不良生活方式, 如长期静坐、酗酒、吸烟、精神紧张或焦虑等, 都能引起血脂升高。

遗传因素

高血脂通常是由于先天遗传基因缺陷或后天的饮食习惯及生活方式和其他环境因素等引起。其中, 许多高脂血症具有家族聚积性，有明显的遗传倾向。这些高脂血症统称为家族性高脂血症，有些家族性高脂血症的遗传基因缺陷已基本清楚。如家族性高胆固醇血症，它是一种常染色体显性遗传性疾病，由于基因突变使细胞膜表面的低密度脂蛋白受体缺如或异常，导致血液中低密度脂蛋白清除受阻，使血中的低密度脂蛋白堆积，造成血浆总胆固醇水平和低密度脂蛋白胆固醇水平明显升高。但是临床上最常见的高脂血症即普通"多基因的"高胆固醇血症，是多个基因和膳食以及其他环境因素之间互相作用的结果。此时的高脂血症是在一定的遗传背景下，通过环境的影响而发生的。

14. 老年人血脂异常的特点

随着年龄的增长，人体各器官和组织都会出现不同程度的衰退，老年人血脂代谢也会受到影响。而且随着物质文化水平的提高，运动减少，摄入过量的高脂肪食物，因此老年人高脂血症的发生率远远高于中青年。老年人作为一个特殊的群体，血脂异常也有其独特性，与年龄、性别、自然环境条件、饮食结构和生活习惯等有关。

男性血清总胆固醇（TC）和低密度脂蛋白胆固醇（LDL-C）从20岁以后稳定上升，一直到64岁左右开始缓慢下降；甘油三酯（TG）在成年期后呈持续上升趋势，50~60岁开始下降。女性血清总胆固醇（TC）和低密度脂蛋白胆固醇（LDL-C）在25岁后缓慢上升，绝经期后上升较快，60~70岁时达到高峰；甘油三酯（TG）成年期后持续上升，70岁以后开始下降。

随年龄增长，高脂血症便使心血管系统和其他脏器明显受累。因此，老年人因血脂异常所致的冠心病、脑卒中等疾病多于青年人或中年人。血脂异常还可能加重老年期痴呆。老年人的血脂异常更容易引起肾动脉硬化、肾衰竭等。

15. 为什么肥胖者常有血脂升高

由于某些原因引起体内脂肪过分堆积而造成体重超过正常标准的20%以上者称为肥胖。肥胖的人不仅体内脂肪组织增加，而且血液中的脂质也明显增加，尤其是甘油三酯、游离脂肪酸和胆固醇水平多高出正常，说明同时存在脂质代谢的异常。

肥胖者血脂升高三大因素

（1）饮食因素。这是最为常见也是最重要的因素。肥胖者进食总热能常超出自身所需，而且其中脂类物比例增加，可造成脂肪堆积和血脂升高。

（2）遗传因素。有家族遗传倾向的肥胖者，常同时伴有脂质代谢方面的异常，甚至该家族中体重正常者亦可有高脂血症。

（3）内分泌代谢因素。肥胖者常存在胰岛素抵抗及其他代谢紊乱。

为什么瘦人血脂也升高?

一般人的印象是，只有胖子才血脂高，瘦人血脂应该不高。事实上，体形正常或较瘦的人血脂升高者并不少见。引起血脂升高的原因很多，包括遗传和多种环境因素，体重只是众多影响血脂高低的因素之一，但不是唯一决定性的。

由于遗传、代谢和环境因素的作用，较瘦的人同样可存在脂质代谢异常，引起血脂升高。因此，体态苗条的人也不可对高脂血症掉以轻心，尤其是中老年人容易发生心脑血管疾病者，定期检查血脂还是很有必要的。

16. 爱护动脉如生命

关爱生命应当从小开始，以预防为主。从朝鲜战争、越南战争的美军尸检结果到近期北京一组青年人尸检报告及著名的BogaluSa儿童心脏研究都表明：动脉粥样硬化是一种起源于少年、植根于青年、发展于中年、发病于中老年的慢性全身性疾病。并非"突发",也非"偶然",而是"水到渠成""瓜熟蒂落"的自然结果。"冰冻三尺,非一日之寒",因此明智的方法是从青少年时期开始,遵照健康的方式生活才是治本之道。

西方谚语:"人与他的动脉是同龄的。"因此,爱护动脉就是爱护生命,防止动脉硬化就是延长生命。

导致动脉硬化的一个根本原因就是高胆固醇血症,高胆固醇的血管如同脆皮烤鸭。胆固醇高了有啥可怕呢?如同一个杯子,从杯里吸起水来很容易,但是吸起油来就困难了。管子里油多了肯定堵得快。另外说说血糖,人的血管内膜蛋白就怕糖,糖一多蛋白就硬化变脆。比如北京烤鸭,普通的鸭子如果不抹上糖烤出来不焦脆;抹糖后,烤出来的鸭子又焦又脆又好吃。糖尿病患者的动脉内膜就像抹上糖的北京烤鸭一样,又焦又脆,很容易导致斑块破裂、出血形成血栓,造成心肌梗死。动脉硬化斑块会使血管狭窄,如果血管狭窄25%,就如同北京四环路上的四条车道堵一条,另外三条车道一样能开;如果血管狭窄50%,四条车道一旦堵两条车道,那就很危险了。如果斑块突然破裂,血小板聚集,形成血栓,斑块破裂后只要几分钟到几小时就可以使血管大部分或全部堵塞,造成急性心肌梗死或猝死。就好比本来很通畅的马路,两车一撞,老百姓都来看热闹,马路很快就会被堵死,影响交通的顺畅。斑块破裂就像撞车,血小板就像看热闹的老百姓,所以斑块一定不能破。怎么才能不破呢?少着急,少生气,少过劳,少喝酒,降低胆固醇,控制糖尿病等等。

17. 长期调脂,保护血管

血脂异常导致动脉硬化是一个长期过程,调脂治疗也是一个长期甚至是终身治疗过程。据统计,如果能预防心血管疾病引起的死亡,可以使人类的平均寿命延长7年。西方的大量循证医学研究以及中国的大规模循证医学研究已经证明,积极、长期调脂治疗控制胆固醇，可以防止动脉硬化的发生和发展。降低冠心病患者心脑血管事件的发生。现代调脂中药血脂康在中国做过大规模、长时间循证医学研究，长期服用血脂康可以减少心脑血管事件、减少心肌梗死发病率和病死率，副作用少且很安全。

有一位38岁的男性患者在某肉联厂工作，平时生活中走十几步路就会觉得心慌气短，活动后明显加重。经检查他的心脏前壁广泛心肌梗死，大部分心肌坏死，无收缩力。冠状动脉造影显示，供应心脏的三支主要血管，一支全堵了，另外两支像糖葫芦一样（我们称之为串珠样改变），多处严重狭窄。这个患者血胆固醇和甘油三酯都很高，抽出来的血可见上面有一层油，他的上眼皮可见明显的"黄色瘤"。他平时最爱吃红烧肉、酱猪肚、咸鸭蛋黄等等。

像他这样的胆固醇饮食结构无疑是导致他患冠状动脉硬化非常重要的原因，正是因为他的生活习惯不健康才导致严重心脏病的发生。

提示：

很多人认为，动脉硬化是人们生活富裕、生活水平提高后的必然结果，这种想法是不科学的。动脉硬化并不是物质水平提高造成的，而是精神文明不足、健康知识缺乏造成的。如果我们提高自我保健意识，那么，随着物质生活水平的提高，动脉硬化将会越来越少而不是越来越多，正如美国研究所证明的白领心血管疾病比蓝领少。

18. 两"高"伴行更伤"心"

在北京市，每死亡100人，即有52人是死于心脑血管病，22人是死于肿瘤，两者合并接近3/4。因此，护"心"成为当前的重中之重。

那么，什么因素最伤"心"呢？罪魁祸首就是高血压，其次是高血脂。

20世纪50年代,那时全世界尚未有有效的降压药,高血压病人基本上都是按自然病理发展,美国的一项研究表明:该组病人高血压发病年龄平均32岁,死亡年龄平均51岁,也就是高血压病人的自然寿命平均19年;同期血压正常者平均寿命为71岁。也就是高血压患者如不治疗,任其发展,平均寿命缩短20年;另一组研究表明:血压平均150/100mmHg的病人平均预期寿命60岁,而120/80mmHg的病人平均预期寿命77岁,提示仅仅中等的血压升高就比血压正常者要短寿17年,高血压真不愧是"第一杀手"。

现代大量循证医学研究证明,收缩压下降2~5mmHg,可使冠心病的死亡率降低4%~9%,脑卒中的死亡率降低6%~14%,总死亡率下降3%~7%,这充分说明积极降压治疗,可显著降低心脑血管事件;大量的循证医学研究还证明,血脂异常是伤害心血管的"第二杀手",LDL-C(低密度脂蛋白胆固醇)每降低1mg,冠心病风险减少1%,而HDL-C(高密度脂蛋白胆固醇)每升高1mg,则使冠心病风险降低3%,高LDL-C及低HDL-C都是动脉粥样硬化的危险因素,积极降低LDL-C及提高HDL-C可明显带来更多心脑血管病的益处。还有研究证明,降压药和调脂药联合应用,在减少心脑血管病发作上有累加作用,即从人群的流行病学角度看,高血压使冠心病发病率倍增,而一旦合并高血脂,则发病率又倍增,即从1变成2,2变成4,所以,两"高"伴行更加伤"心",而单独使用降压药不足以帮助高血压患者获得最大益处,需要有更全面的包括积极调脂治疗在内的综合防治策略。

无论是降压治疗还是调脂治疗,均应以饮食调整、体育锻炼等非药物治疗为基础,再加上药物治疗。高血压病人的调脂治疗与普通人略有不同,因为高血压本身就要服用两种或两种以上降压药,再加上其他心脑血管病药物,可能服用的药物种类偏多,因此必须注意药物间的相互作用，应在医生指导下选择与降压药发生药物相互作用的调脂药。

19. 调脂药与降压药的联用

高血压患者可因心、脑、肾三大并发症而致残、致死。20世纪50年代一项研究表明：得高血压后若不经治疗，任其发展，则平均自然寿命只有19年，而大约14年左右即发生严重并发症，因此，高血压对人类危害极大，尤其是它的患病人数多（全世界有10亿病人，我国有1.6亿）更使它成为名副其实的"第一杀手"。

正确、合理地联用降压药

目前已知，高血压的最佳疗法是在医生指导下，坚持早期规范服药，而不是采用其他方法。据调查，我国高血压患者的知晓率、治疗率、达标率都比较低，血压控制达标者仅6.2%，也就是说，我国每100位高血压病人中，仅6人血压能控制在140/90mmHg以下，如不使血压的达标率大大提高，那么今后我国将会有大量的心脑肾并发症发生。高血压患者如果单药治疗不能达标，就应2种或2种以上降压药联合应用。那么，降压治疗上应注意哪些呢？

（1）不论何种高血压，程度如何，都要注意采用健康的生活方式，低盐低脂饮食，戒烟限酒，控制体重，心态平和，这是基本治疗。没有这一条，血压很难维持正常和平稳。

（2）尽量使血压达标，如一种药不够，应联合用2~3种药。一般人群目标值为<140/90mmHg，糖尿病及肾病患者目标值<130/80mmHg，老年高血压患者为收缩压<150mmHg。

（3）对老年人及有过脑卒中病史的患者，以长效钙拮抗剂为首选，如不能达标可增加转换酶抑制剂或利尿剂。

（4）对冠心病及心绞痛患者，以β-受体阻滞剂为首选，加上长效钙拮抗剂或转换酶抑制剂。

（5）对高血压伴左室肥厚或蛋白尿者，首选转换酶抑制剂。

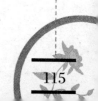

(6) 对糖尿病或肾病患者，首选转换酶抑制剂，并特别注意要把血压控制到130/80mmHg至125/75mmHg水平，大量研究表明，这样有很好的保护靶器官作用。

(7) 对大量的一般高血压病人或基层社区患者，我国简便的复方制剂如降压0号，有疗效确切、降压平稳、作用持久的特点，非常适用，如不达标，可加用钙拮抗剂。

(8) 钙拮抗剂与治疗胃病的药物西咪替丁合用会产生对人体不利的相互作用，所以胃病患者应注意。

调脂药与降压药联合选用

高血压合并高血脂者不宜选用β-受体阻滞药及利尿药，长期服用可引起血糖升高、脂代谢紊乱的副作用，而应当采用长效钙拮抗剂和转换酶抑制剂。

因此，高血压病人选用降压药时不能根据广告、根据周围的高血压病人的服药情况来决定自己吃什么药。得了高血压病必须去医院就诊，由医生根据病情进行诊断开具处方，合并有冠心病和高血脂的患者加用调脂药物也要注意药物之间的相互作用。

国家"九五"攻关课题CCSPS研究结果证明，血脂康明显降低冠心病患者心脑血管事件及死亡，对1363名合并高血压的患者在降低死亡方面获益更大。研究还证明血脂康可以与β-受体阻滞药、ACEI降压药、钙拮抗剂等降压药安全合用，长期服用血脂康安全性好，没有出现严重不良反应。

为了避免各种药物间不良的相互作用，高血压合并高血脂的病人应在医生指导下合理选用降压药，并且要选择对高血压患者更加安全的调脂药。

20. 保心护肝，双管齐下

人们常用"心肝宝贝"来称呼世上最珍贵的东西，心和肝的确无愧于这个光荣称号。但是最珍贵的东西往往又是最容易受到伤害的，我国心血管病人数以亿计，肝病病人也是数以亿计。特别是众多青壮年精英，往往是集高血脂、冠心病和脂肪肝于一身。看来还真得多多爱护"心肝宝贝"呀。

病房有一位中年男性，有十多年糖尿病、冠心病史，平时血糖控制较理想。此次主要有：吃饭不好、恶心、无力，B超检查有脂肪肝，转氨酶轻度升高，血糖持续异常升高，血脂多项指标异常。

这位中年男性病情比较复杂，但理清思路以后就可以很好地进行治疗了。针对其血糖持续异常升高，首先应立即降糖治疗。寻找原因，平时控制较好，最近为什么控制不好了？细问病情后发现，近一两个月这位男性为了谈一个项目天天在外面应酬，山珍海味胡吃海喝，不注意控制饮食和生活方式，有时甚至忘了吃降糖药，这样血糖自然控制不好，还发现有脂肪肝。正常肝的脂肪只占肝重量的2%~3%，而脂肪肝时脂肪超过肝重量的5%，严重者脂肪量可达40%~50%。过多的脂肪堆积在肝细胞内，喧宾夺主，必然使肝细胞无法正常工作，功能受到损伤。试想一下，你的办公室内堆满了空箱子，你还能正常工作吗？

21. 综合治疗脂肪肝

肝脏是胆固醇合成和代谢的重要场所，形成脂肪肝后肝功能不同程度受损，影响脂质代谢，而血脂异常会将过多的脂肪沉积在肝内形成脂肪肝，同时血脂异常又会使脂肪肝患者形成动脉硬化，导致严重心脑血管病。脂肪肝与血脂异常互为因果，同时，还双双促进动脉硬化。因此，对于脂肪肝的治疗，不仅要积极改变生活方式，更应积极调脂，既保护肝脏又防治心脑血管病。

上面提到的中年男性不仅患有脂肪肝，而且长期患有糖尿病、冠心病。血脂异常可能是因脂肪肝、糖尿病而继发的，而且是多种血脂指标异常。这种病人患急性心梗、脑卒中等并发症的几率明显增高,因此应综合治疗。在通过饮食、运动、药物等治疗控制血糖的同时,应积极进行调脂治疗,以保肝护心。

脂肪肝的严重后果是发展成肝硬化,但比例很少,只要积极治疗,可以阻止脂肪肝的发展,大多数脂肪肝是可以治愈的。

饮食预防脂肪肝

脂肪肝可能是由于糖尿病、内分泌紊乱、药物等原因引起,也可能是由于饮食过量或酗酒造成,因此要控制饮食,注意饮食的合理搭配,提倡摄取高蛋白质、高纤维素、低糖、低脂肪的食物,同时戒酒,并且坚持适当运动,一定会收到比较好的效果。

科学补钙,受益终生

据调查报告显示,90%的中国人都缺钙,所以,每天都要坚持喝牛奶。早餐应该吃富含水分的食物,利于胃肠消化,使机体的新陈代谢恢复到旺盛状态,可以有效预防心脑血管疾病突发。如果你对乳糖不耐受,喝牛奶易引起腹泻,就喝酸奶;不喜欢喝酸奶,就一定要喝豆浆。

粗细搭配,营养互补

粗、细粮搭配,营养才能全面均衡。如果主食摄入量不足,副食特别是荤菜吃得太多,脂肪和胆固醇的摄入量也相应增多,容易引起肥胖及并发症。

饭前喝汤,苗条健康

想减肥和保持身材的人要特别注意,饭前特别是晚饭前要喝汤,饭前喝汤会使食欲中枢兴奋性下降,食量会自动减少1/3,而且吃饭变慢,不用饿着就能减肥。

少食多餐,上班不犯困

除了三顿正餐之外,每天不妨加两小顿餐,上午工作累了和下午犯困的时候都可以吃点点心、零食补充一下体能。少吃多餐,血糖和血甘油三酯的波动就小,有利于预防糖尿病、脂肪肝、高血脂和冠心病。

平衡饮食，食物多样

人类的必须食物是多样化的，这样才能满足身体所需。五谷杂粮、蔬菜水果、鸡鸭鱼肉蛋奶已经包含了人体所需的一切营养，再搭配些海带、海藻、果仁、豆类等，就把一切微量元素都包括了，只要不偏食，任何营养都会不缺，并且要坚持吃七八分饱。

坚持行走6000步

运动也是脂肪肝患者必不可少的，快步走是很好的运动方式。每天走6000~10000步，肝脏的脂肪可慢慢减少。

药物治疗脂肪肝

药物也是脂肪肝不可缺少的治疗方法，但是到目前为止还没有治疗脂肪肝的特效药。研究显示，调脂治疗可以降低肝细胞脂变率，抑制脂肪肝的形成，从而有效治疗脂肪肝，同时调脂治疗还可防止动脉硬化的发生和进展，有效预防脂肪肝患者并发心脑血管疾病。

许多调脂药对肝功能都有影响。患者本身因脂肪肝而引起转氨酶升高，加之服用调脂药，尤其是为了治疗多项指标异常而合用调脂药，对肝脏的影响明显增大，引起严重肝功能受损。因此脂肪肝病人并不适合服用所有调脂药，而应选择更加安全的调脂药。

临床研究证明，经血脂康治疗后B超对照发现服用血脂康组不仅能显著改善B超结果，减少脂肪在肝内的沉积，同时还能调整多种血脂异常，改善肝功能，改善症状。除此之外，我国冠心病防治循证医学研究还证明，长期服用血脂康还能保护心脑血管，防治心脑血管病事件的发生，用药过程中未发现肝功能损害等严重不良反应，是适合脂肪肝患者保肝护心的安全调脂药。

22. 科学降血脂，减少心脏突发事件

心脑血管病是危害人类健康的最主要疾病之一，但并不是所

有人都会患上此病。有些人做好了一级和二级预防工作,疾病和突发事件就会减少。那么,什么是一级预防呢?有些人血脂异常,但没有发展成冠心病,这时积极进行调脂治疗可以减少发病概率,防止得病。二级预防是指已经得了冠心病、心肌梗死。调脂治疗后可不让病情加重和复发。有心脏病的人,可减少猝死的发生率。许多病人都能避免做冠脉搭桥手术及扩张冠状动脉安装支架,并能防止血管再次狭窄,预防脑卒中,延长生命。有大量的循证医学研究已经证明,调脂治疗作为一、二级预防能为心脑血管疾病带来诸多益处。

23. 循证医学就是有证据的医学

所谓"循证医学",从字面上理解,就是要求有证据的医学,换句话说,就是对于一个治疗方法,给病人开的药要有科学可靠的证据。比如警察办案,不能凭口供、凭案底、凭想象和凭推理,要有证据。

循证医学的概念,最早出现于20世纪90年代初的美国。此后循证医学的浪潮席卷了整个医学界与全世界。英国著名医学杂志《柳叶刀》把循证医学比作临床科学的人类基因组计划,美国《纽约时报》则将循证医学称为震荡与影响世界的伟大思想之一。

循证医学提倡随机对照试验及系统评价,倡导临床医师慎重、准确而明智地应用目前最佳的研究证据为具体病人作出临床决策。

循证医学包括求证和用证两方面的涵义,求证就是解决问题的最科学、最可靠及最佳的证据,证据往往来源于设计严谨的、合理的、多中心的、大样本量的随机对比研究方案;循证就是将最先进的生物医学知识、个人的实践经验和最科学的最佳证据相结合,科学地制定医疗决策的过程。

24. 中国人自己的循证医学证据

早在20世纪90年代初期，西方人群的大量循证医学研究已经证明了调脂治疗可以预防冠心病，为什么还要在中国进行冠心病二级预防的循证医学研究呢？

因为东西方人群在文化传统、膳食习惯、遗传基因、生活方式等方面有很大差别，东方人群较西方人群血脂水平与冠心病发生率、死亡率相对较低，因此，西方人群的研究结果以及药物用量等不能完全照搬到东方人群身上。

2007年《中国成人血脂异常防治指南》(以下简称《血脂指南》)专章介绍降脂治疗在冠心病中的循证医学证据，共汇集了25项相关著名的国际循证医学临床试验，其中CCSPS是唯一的中国循证医学证据。CCSPS实验全称为：血脂康调整血脂对中国冠心病二级预防研究，作为国家的"九五"重点攻关课题，这是我国唯一一项对冠心病二级预防的大规模、中国人自己完成、符合我国血脂异常情况的调脂治疗研究。此研究共入选4870名冠心病患者，随机接受血脂康(2粒／次，2次／天)或安慰剂治疗，平均观察4年半，最长达7年。结果显示，与安慰剂组比较，"坏"胆固醇甘油三酯(TG)、总胆固醇(TC)、低密度脂蛋白胆固醇(LDL-C)都有下降，"好"胆固醇高密度脂蛋白胆固醇(HDL-C)有显著升高。心脑血管事件明显下降，冠心病事件减少45.1%，冠心病死亡危险降低31%，总死亡危险降低33%。研究证明，长期服用常规剂量的血脂康胶囊，可使轻、中度血脂异常的冠心病患者获益。《美国心脏病学杂志》全文刊登了此研究，说明中国人自己的循证医学实验得到了国际的认可。

提示：

通常，男性冠心病的发病率、死亡率要比女性高很多，但如一到更年期，高血压、冠心病、急性心肌梗死的发病率都会迅速提高，接近男性水平。因此，提醒广大更年期女性冠心病患者，应更加关注血脂健康，积极进行调脂治疗。预防冠心病、减少心脏突发事件。

25. 除了血糖，糖友更应关注什么？

糖尿病是一种危及我国人民健康的常见的严重疾病。调查表明：我国糖尿病人数已达4000万左右，居世界第二位，已经从糖尿病低患病率国家跨入糖尿病中等患病率国家行列。

根据国家发展改革委员会公众营养与发展中心提供的专题研究报告，我国每年糖尿病患者的医疗费用高达833亿元，对人体的危害仅次于肿瘤和心血管疾病，是威胁人类的"第三号杀手"。

糖尿病在我国有"三高"、"三低"之说。"三高"指患病率高，并发症高，医疗费用高。"三低"是糖尿病确诊率低，治疗率低，治疗的达标率低。

糖尿病偏爱谁

由于糖调节受损甚至早期糖尿病皆没有明显症状，糖尿病患者被发现明显病变时往往已出现并发症。因此，坚持每年体检是最有效的检测手段。特别是以下几类高危人群，更要注重糖尿病筛查：

有糖尿病家族史；

45岁以上；

肥胖患者或体重超重者；

曾怀有4千克以上巨大胎儿的妇女；

平时极度缺少运动；

空腹血糖高于5.6mmol/L；

怀孕期间曾有血糖升高，尽管分娩后恢复正常，仍属于高危人群。

糖尿病患者血脂异常的特点：

（1）甘油三酯升高；

（2）餐后血脂水平明显高于普通人群；

（3）对血管有保护作用的HDL-C（高密度脂蛋白胆固醇）浓度下降；

（4）对血管致病性很强的LDL（低密度脂蛋白）由于糖化和氧化，清除减慢，浓度上升。

26. 糖尿病遭遇大血管并发症

随着我国医疗技术的发展，各种新型降糖药不断问世，降糖治疗方案也不断优化，使得多数采用正规治疗的糖尿病患者整体血糖控制情况逐渐好转。可是，另一方面，糖尿病患者心脑血管并发症还是比较难控制。一项国际著名的长达20年的英国大规模糖尿病权威研究（UKPDS研究）发现，血脂异常是引发大血管并发症的首要原因。进一步分析发现，促使糖尿病患者发生冠心病的最重要的危险因素是低密度脂蛋白胆固醇（LDL-C）的升高、高密度脂蛋白胆固醇（HDL-C）的降低，其次才是糖化血红蛋白（HbA1c）升高。结果告诉我们，血脂对冠心病影响的重要程度远高于血糖，糖尿病患者在面对冠心病的时候仅仅降糖是远远不够的。调查显示，合并血脂异常的糖尿病患者，仅15%的患者接受调脂药物治疗，只有极少数患者达到降脂治疗目标。因此，糖尿病患者千万不能忽视调脂治疗，应该降糖、调脂"双桨"齐用，才能保证健康之船平稳前行。糖尿病患者容易并发两类血管病变，一种称之为微血管病变，另一种称为大血管病变。国际上一些大型糖尿病治疗研究表明，严格控制血糖，使其接近正常，可大大减少微血管病变，而对大血管并发症的作用却并不十分显著，这说明还有血糖之外的其他因素起作用。高脂血症就是其中最重要的因素之一。

如何理解"4两拨千斤"

2400年前的《黄帝内经》讲过"上医治未病"。西方谚语"1两的预防胜过1磅的治疗",也就是4两拨千斤的作用。糖尿病患者调脂治疗也是这个道理,如果你不愿意花"4两"去调脂预防冠心病,那可能要花千金去治疗冠心病。糖尿病是冠心病的"等危症",说明糖尿病患者与其他人比较,离心脑血管疾病更近一步。《中国成人血脂异常防治指南》中指出,糖尿病患者总胆固醇(TC)≥4.14mmol/L(160mg/dl),低密度脂蛋白胆固醇LDL-C≥2.59mmol/L(100mg/dl)就应该服用调脂药物。上面提到的血脂水平对非糖尿病人群来说是正常的指标,可见糖尿病患者发生心脑血管病有多危险,一定要及早服用调脂药物。有人心存侥幸,认为得了病再去医院治疗是来得及的,俗话说"失败是成功之母",但在失去健康面前只有失败,如果发生了一次心脑血管事件,您的健康就失去一分,而且是不可挽回的,您只能成为别人健康成功的一个借鉴。

血糖是诊断糖尿病的关键指标,因此糖尿病患者都会关注它,时时检测血糖。但是糖尿病是全身性的代谢疾病,同时伴有血压升高、血脂异常,对生命的威胁也同样严重。因此,只有全面调控,未雨绸缪,才能提高糖尿病患者的治疗水平和生活质量。

糖尿病的心血管危险性等同于已患冠心病

糖尿病的危害主要是并发症,分为急性和慢性并发症,在慢性并发症中以心脑血管疾病为主的大血管并发症危害最大。国际上医学界将糖尿病列为冠心病的"等危症",就是说既往无心肌梗死的糖尿病患者,10年内发生心血管事件的危险与无糖尿病的既往心肌梗死患者相似,说明糖尿病对健康的危害与心肌梗死对健康的危害是一样的严重。而且,并不只是"老糖友"才会出现心脑血管疾病,对于一些"新进门"的糖尿病患者仅仅是糖耐量异常的患者仍然是冠心病的高危人群，而且一旦发生心梗，病死率明显增加。

急性并发症以糖尿病酮症酸中毒、低血糖昏迷最常见，其次是高渗综合征，乳酸中毒。慢性并发症涉及全身各组织器官，出现心脑血管疾病（高血压、冠心病、无痛性心梗、脑卒中等）、失明、肾脏损害（蛋白尿、尿毒症等）、糖尿病肢端坏疽、神经病变（四肢麻木疼痛）、阳痿、排尿困难、腹泻与便秘等。糖尿病人合并出现脑梗死的危险比一般人高2~4倍，心梗危险要高3~4倍。1/3的病人有肾病，1/4会合并心血管病，1/3可能有眼睛问题，糖尿病引发尿毒症，终末期死于肾衰竭的高达36.39%，还有很多糖尿病患者死于心脏病。其他如皮肤病变，骨、关节、牙周病变，妊娠合并症、肺结核、感染等均十分常见。

英国在一项长达20年的糖尿病权威研究中令人惊奇地发现：控制血糖可使糖尿病的心血管并发症减少12%；而控制血压，则可使心血管并发症减少24%；LDL-C（低密度脂蛋白胆固醇）每升高1mmol/L，糖尿病患者冠心病危险增加57%；而HDL-C（高密度脂蛋白胆固醇）每下降0.1mmol/L，冠心病危险增加15%。

27. 城市"死亡四重奏"——代谢综合征

据中华医学会糖尿病学会调查，目前，在我国城市20岁以上的人群中，代谢综合征的患病率为14%~16%，且随着年龄的增高，患病率也在增加，50~70岁是发病的高峰，女性患者多于男性。国外一项针对35~70岁人群的调查表明，患有代谢综合征的病人，在未来7年里，每8人中会有1人因代谢综合征而死亡，其中糖尿病导致心血管事件发生的数量是血糖正常者的4.5倍。

走近代谢综合征

提及代谢综合征大家可能听说过，但代谢综合征到底是怎么回事，可能还不十分清楚。什么是代谢综合征，为什么称它为城市

"死亡四重奏"呢?

顾名思义,代谢综合征就是多种代谢异常同时存在的一组症候群,包括高血压、高血脂、高血糖、肥胖。中华医学会糖尿病分会建议适合中国人群的代谢综合征诊断标准为符合以下4个组成成分中的3个或全部者:

超重或肥胖:体重指数(BMI)>25.0kg/m^2。(体重/身高^2);

高血糖:空腹血糖≥110mg/dl(6.1mmol/L),及/或糖负荷后血糖(将75克葡萄糖溶于300毫升水中,5分钟内服下,查半小时、1小时、2小时、3小时血糖)≥140mg/dl(7.8mmol/L),及/或已确诊为糖尿病并治疗者;

高血压:收缩压/舒张压≥140/90mmHg,及/或已确诊为高血压并治疗者;

血脂紊乱:甘油三酯>150mg/dl,及/或空腹HDL-C(高密度脂蛋白胆固醇):男性<35mg/dl,女性<39mg/dl。据估计,中国城市8个成人中至少有1个患有代谢综合征。

代谢综合征病因不甚清楚,但是和胰岛素抵抗有关系。代谢综合征最大的危害即发生心血管病及糖尿病。有研究显示,有代谢综合征的人群发生心脏病和卒中的危险是无代谢综合征人群的3倍,心血管病死亡率为6倍,发展为2型糖尿病的概率是4倍,因此对代谢综合征必须引起高度重视。

防治代谢综合征,预防心血管病及2型糖尿病

防治代谢综合征的主要目标是预防心血管疾病以及2型糖尿病的发生,对已有心血管疾病的患者则要预防心血管事件的复发。积极持久地治疗和合理的生活方式干预是达到上述目标的重要措施。如不够,可再加上针对个别危险因素如高血脂、高血压、高血糖等的药物治疗。生活方式干预措施包括:合理副食、适量运动、控制腰围。

在代谢综合征治疗过程中，应避免使用加重胰岛素抵抗的药物，如噻嗪类利尿剂和β-受体阻滞剂等。

总之，代谢综合征的治疗措施必须包括严格控制和减轻体重、改变不良生活方式、加强运动，并在此基础上选择安全有效的药物全面综合干预。

糖尿病患者积极调脂益处多多

糖尿病的危害虽然如此严重，但只要重视防治并发症，及早发现、早期控制好高血糖、高血压、高血脂，完全可以延缓糖尿病病情发展，提高生活质量，延长生命。研究表明，糖尿病患者患心脑血管疾病的概率是普通人的3倍，冠心病、心肌梗死、高血压的患病危险都要高于非糖尿病患者，这个结果在众多国内外大型临床试验中都得到了证实。因此，糖尿病患者一定要积极地进行调脂治疗，才能防治大血管并发症，减少冠心病等事件的发生。

循证医学研究——国家"九五"重点攻关课题，血脂康对冠心病二级预防研究证实，冠心病合并糖尿病患者服用血脂康平均4年，减少冠心病事件50%以上，其中包括非致死性和致死性心肌梗死、冠心病猝死、心衰和心律失常等，并可减少脑卒中、肿瘤事件的发生。特别要指出的是，糖尿病患者服用血脂康胶囊后，对心血管病的保护比非糖尿病患者更为明显。另有研究证明，血脂康可以减少糖尿病患者尿中的白蛋白，减轻和延缓糖尿病肾损害。

现代中药血脂康中的多种有益成分在减少心血管事件和保护肾脏等方面起到重要的协同作用。长期服用血脂康有助于防治糖尿病大血管并发症，减少冠心病事件，延长生命，提高生活质量。

血脂康含天然他汀及多种有益活性成分。研究表明，血脂康能全面调节多项血脂指标，提高胰岛素敏感性、辅助降糖，与降压药联合应用显著提高降压疗效。血脂康适度调脂,长期使用安全性好,是代谢综合征和2型糖尿病患者早期预防心脑血管病的理想选择。

28. 高血压、高血脂,孪生兄弟相伴行

研究显示:血压的升高与脑卒中是紧密相关的,高压(收缩压)每升高10mmHg,脑卒中发生危险增加49%;低压(舒张压)每升高5mmHg,脑卒中发生危险增加46%,与正常血压比较,高血压会使脑卒中发生增加3~4倍。权威证据表明,降压治疗可显著降低心脑血管事件危险的发生率,收缩压下降2~5mmHg,可使冠心病的死亡率降低4%~9%,脑卒中死亡率降低6%~14%。单纯的降压治疗对防治心脑血管事件的发生起一定作用,但仅仅降压治疗并不能达到控制心脑血管疾病的理想预期。那么,高血压患者除了降压之外还应注意什么?答案是调节血脂。

欧洲的大型循证医学研究(ASCOT研究)表明,高血压患者即使胆固醇水平不高,也能从调脂治疗中获得额外的益处。高血压患者在降压的基础上每天服用调脂药,可在降压治疗的基础上进一步降低冠心病发生危险36%,降低脑卒中危险25%。此研究还告诉我们高血压患者应综合考虑血脂水平和总体危险因素,而不应只注意血脂数值。有个心脑血管危险因素(高龄、吸烟、肥胖、血脂异常、家族史等),但没有冠心病的高血压患者,即使血压正常或轻度增高,接受调脂治疗也可以得到好处。

这个结果和2007年出版的《中国成人血脂异常防治指南》(以下简称《血脂指南》)所提出的观点一致。《血脂指南》指出的心脑血管危险因素包括:高血压、年龄(男≥45岁,女≥55岁)、吸烟、高密度脂蛋白胆固醇(HDL-C)、肥胖和家族史。其中,一个高血压等同为3个其他的冠心病危险因素,可见高血压在我国危害的严重程度。高血压患者合并一个其他的冠心病危

险因素，总胆固醇（TC）在200~239mg/dl或低密度脂蛋白胆固醇在（LDL-C）130~159mg/dl就可确定为中危患者，总胆固醇（TC）≥240mg/dl或低密度脂蛋白胆固醇在（LDL-C）≥160mg/dl就定为高危患者，危险程度越高说明患心脑血管疾病的可能就越大。在我国，男性高血压患者合并吸烟占第一位，女性合并血脂异常占第一位，因此，中国高血压患者很容易就满足中危或高危人群的条件。中危人群LDL-C>160mg/dl或高危人群LDL-C>100mg/dl就应该接受调脂药物治疗，其实这个指标对于正常人来说是正常或者边缘升高的数值。因此，不管是预防冠心病还是脑卒中，控制血脂都很重要，为此需要将调脂治疗进一步扩大到高血压合并轻度血脂异常的患者。

　　不仅是国外的循证医学，中国本土循证医学也证明了高血压患者应积极调脂。国家"九五"重点课题，中国冠心病二级预防研究（英文缩写CCSPS）共入选4870例病人，其中合并高血压患者2704例，长期服用常规剂量的血脂康胶囊，平均观察4年，最长观察7年，研究结果表明，血脂康胶囊可减少高血压患者冠心病事件44％，减少冠心病死亡31％，减少总死亡35.8％，减少脑卒中32％。研究还表明：血脂康胶囊可以与多种降压药、β-受体阻断剂、钙拮抗剂、ACEI等长期安全合用，对肝肾影响小，这个特点十分适合使用多种降压药的高血压患者服用。

29. 对高血压患者和调脂的3个建议

　　（1）高血压患者仅仅降压治疗是不够的，降压加适度调脂治疗就能够更显著地预防脑卒中。

　　（2）高血压患者何时进行调脂药物治疗不能只看血脂水平，应全面考虑心脑血管病的危险因素，例如年龄、吸烟、肥胖等。

　　（3）高血压患者服用调脂药应注意长期使用的安全性，因为高血压患者本身需要服用多种降压药，尤其应注意药物之间的相互作用和对肝肾器官的影响。总之，高血压患者调脂治疗预防脑卒中，应遵循积极谨慎的原则。

提示：

权威专家共同制定《血脂康临床应用中国专家共识》

根据我国心肌梗死患者的临床研究证据，《血脂指南》把血脂康推荐为调脂治疗药物之一，在此基础之上，2008年6月29日，中国医师协会心血管内科医师分会组织撰写的《血脂康临床应用中国专家共识》（以下简称《血脂康共识》）在北京正式定稿，《血脂康共识》的出台是为了贯彻《血脂指南》的精神，做好中国人冠心病防治工作，让中药血脂康能够在临床中得到广泛和合理的应用。血脂康胶囊唯一具有循证医学证据，临床研究充分，效果明确，是安全性好的调脂中药，因此血脂康是目前中国医师协会《心血管疾病防治中国专家共识》系列中，唯一指定临床应用共识的调脂中药。

《血脂康共识》首先由胡大一教授（北京大学人民医院）、刘梅林教授（北京大学第一医院）起草一个初稿，再由心脑血管疾病、内分泌疾病和中西医结合方面，包括院士在内的三十余位全国著名的医学专家组成核心专家组，对初稿进行讨论修改，然后将《血脂康共识》修改稿放在互联网上，全国对血脂异常和血脂康胶囊感兴趣的医生，都可以发表自己的意见，最终定稿发表。《血脂康共识》由全国众多的医学专家参与讨论，在科学严谨的氛围中诞生。

《血脂康共识》归纳血脂康的临床适应证如下：

（1）用于轻、中度胆固醇（TC）升高的患者；

（2）治疗以胆固醇升高为主的混合性血脂异常；

（3）用于甘油三酯（TG）轻度升高及高密度脂蛋白（HDL-C）降低的患者；

（4）用于冠心病的二级预防，也可用于血脂水平升高或不高的冠心病患者；

（5）用于高危患者的调脂治疗；用于糖尿病、高血压、代谢综合征及老年人群的血脂异常治疗；

（6）试用于其他他汀类药物不能耐受或引起肝酶和肌酶升高的血脂异常患者。

温和调脂——符合大多数中国人群血脂异常特点

我国流行病学长期随访显示，中国人群血脂异常以轻、中度居多，宜采取温和的调脂方法。中国唯一的冠心病二级预防研究CCSPS显示，血脂康适度调节血脂就可以达到显著降低心脑血管事件的最终目的，而且安全性良好，适合长期治疗使用，尤其适合对安全性要求更高的老年人群、糖尿病人群、高血压人群的调脂治疗，并会带来更多的益处。《血脂康共识》的推出，是在贯彻卫生部《血脂指南》调脂要积极谨慎的精神，血脂康的疗效和安全性都得到循证医学的证实，其温和调脂特点符合中国大多数人群血脂异常特点，可以预见《血脂康共识》制定和推行会对我国的血脂异常防治工作起到积极的促进作用。

30. 血甘油三酯高为什么会引起胰腺炎？

急性胰腺炎是严重的消化道疾病，重者可引起胰腺坏死，导致病人迅速死亡。急性胰腺炎的病因还不很清楚，部分病人很可能与血甘油三酯明显升高（超过4mmol/L）有关。前面提到的乳糜微粒和极低密度脂蛋白（VLDL）是富含甘油三酯的脂蛋白，它们也是体积最大的脂蛋白。如果乳糜微粒增多，则极易形成栓子，迅速阻塞胰腺微血管的血流，从而导致急性胰腺炎；另外，过多的乳糜微粒和VLDL水解后释放的脂肪酸以及在胰腺毛细血管床释放的溶血卵磷脂超过了白蛋白所能结合的数量，从而使胰腺细胞膜溶化，产生化学性胰腺炎。高甘油三酯血症患者，若暴饮暴食容易发生胰腺炎,有胰腺炎病史的患者更易发生。许多血浆甘油三酯水平高的患者有间歇性上腹痛,而血清淀粉酶未达到诊断胰腺炎的水平(过去有胰腺炎发作史者更是这样),这可能是胰腺炎的早期表现。

血脂高会引起血黏稠度增高吗?

血液黏稠度的高低受许多因素的影响,其中血脂的高低就是主要的影响因素。无论是甘油三酯或是胆固醇在血液中都是以脂蛋白的形式存在。当血甘油三酯浓度升高时,血中大颗粒的脂蛋白如乳糜微粒和极低密度脂蛋白增多,就会造成血液流动时的摩擦力和阻力增加,也就是表现为血液黏稠度增高。同样,如果血中的胆固醇浓度升高,血中的低密度脂蛋白颗粒会增多,也可引起血黏稠度增高。临床上,应用降脂药物既能降低血脂,也可降低血黏稠度。

31. 冠心病病人血脂不高,也要服降脂药

(1)血脂的理想范围因人而异。目前,我国几乎所有医院的血脂化验报告单上,只有当血总胆固醇高于6.2mmol/L,才标明为异常。其实,这标明的是健康人的理想范围,而根据冠心病人的标准要求,胆固醇水平处于这种"正常值"范围往往都已经太高了。因为对于已患冠心病的病人,为了降低再发冠心病或死亡的危险,血脂的理想水平应该是,总胆固醇低于4.8mmol/L,低密度脂蛋白胆固醇要低于2.6mmol/L,而健康人低密度脂蛋白胆固醇只要不超过4.1mmol/L就可以了。可见,冠心病病人的血脂的理想水平要比一般人要求严格得多。

(2)血脂可随病情发生变化。急性心肌梗死、卒中急性期、感染性疾病以及心力衰竭等都可能影响血脂水平。在急性心肌梗死发病后12~24小时,低密度胆固醇脂蛋白就开始下降,一周内降低最多。因此,在此期间抽血化验的血脂水平并非其真实水

平，只有等到病情稳定3个月后，血脂水平才能恢复到原先的状态。

32. 什么时候服降脂药更好

通过饮食和运动等将生活方式改变3~6个月，血脂依然超标就应进行调脂药物治疗。目前常用的调脂药物种类很多，可分为他汀类、贝特类、烟酸类、树脂类、胆固醇吸收抑制剂和其他类。常用的以他汀类和贝特类为主。

他汀类药物主要降低总胆固醇（TC）和低密度脂蛋白胆固醇（LDL-C）。大多数人对他汀类调脂药的耐受性良好，副作用通常较轻且短暂，包括头痛、失眠、抑郁以及消化不良等症状。有的病人会发生转氨酶升高。他汀类还可能引起肌病，包括肌炎和横纹肌溶解等严重不良反应。

贝特类主要降低甘油三酯（TG）和提高高密度脂蛋白胆固醇（HDL-C）水平，主要用于高甘油三酯血症。这类药物的常见不良反应为消化不良、胆石症等，也易引起肝酶升高和肌病。因此也须监测肝酶与肌酶。

他汀类药物降血脂的特点

他汀类药物对血脂最主要的影响是降低低密度脂蛋白胆固醇，这种作用强于其他任何一种降脂药物。除此之外，他汀类药物还具有升高高密度脂蛋白胆固醇（好的胆固醇）和降低甘油三酯的作用。所以，轻至中度甘油三酯升高的病人也可服用。

根据各项研究报道，他汀类药物可使低密度脂蛋白胆固醇降低20％到60％；并且低密度脂蛋白胆固醇越高，服用他汀类药物后，胆固醇降低的幅度常常也越大。适当加大他汀类药物的剂量，可以进一步减少血胆固醇的含量。但是盲目地加大他汀类药物剂量是不可取的，因为剂量增加一倍，比如由原先每晚20毫克改为每晚40毫克时，血胆固醇并不成倍下降，只不过是多降低了

5%~7%。所以，药物剂量要按照说明书合理调整。再者，降脂治疗达到目标后，维持治疗就足够了。

通常，服用他汀类药物4～6个星期以后，低密度脂蛋白胆固醇就可以稳定下降。所以病人在服药一个月之后应复查血脂，在医师指导下，根据病情再调整剂量，以便使血脂保持在理想水平。

什么叫贝特类降脂药

贝特类降脂药也就是苯氧芳酸类降脂药。因其多数药物的译名中含有"贝特"二字，如：氯贝特、苯扎贝特、非若贝特等，故常将此类降脂药物称之为"贝特类"降脂药。此类药物口服后容易被肠道吸收，服药1～2小时后即刻在血液中测得其药物浓度。它们可通过增强脂蛋白脂酶的活性加速脂蛋白的分解，同时也能减少肝脏中脂蛋白的合成，从而降低血脂。这类药物的突出作用是显著降低甘油三酯。研究表明，贝特类降脂药除了主要通过纠正血脂异常来发挥抗动脉粥样硬化作用之外，还能通过防止血液凝固、促进血栓溶解、减少动脉粥样硬化等调脂外的途径来发挥抗动脉粥样硬化作用。在临床上，此类药物常用于动脉粥样硬化的预防和治疗。

贝特类药物的主要副作用有哪些？

贝特类药物最常见的不良反应为胃肠道不适，多为轻微的恶心、腹泻和腹胀等，通常持续时间短暂，不需停药；另外，偶见皮肤瘙痒、荨麻疹、皮疹、脱发、头痛、失眠和性欲减退等。这些反应一般也很轻，多见于服药之初的几周之内，不需停药也可自行消失。个别症状明显者应减少剂量或停药。

长期服用贝特类药物，就应该警惕其对肝、肾功能的损害了。原本就有肝脏和肾脏毛病的患者应当慎用这些药物。个别患者服药后可能发生药物性横纹肌溶解症，表现为肌肉疼痛、无力，有时还有肌肉抽搐。这时血中肌酶含量往往明显升高。如果患者同时服用了贝特类与他汀类这两种调脂药物，发生肝肾损害和横纹肌溶解症的危险会明显增加。因此，服药期间患者应定期查肝、肾功能和血清中的肌酶含量，以便医生根据化验结果及时调整药物剂量，避免不良反应。

另外，贝特类药物可使胆结石的发生率升高，可能与此类药物使胆固醇排入胆汁的量增多，促进胆结石形成有关，故已有胆结石或胆囊炎等胆道疾病的患者应谨慎用药。贝特类药物对胚胎有一定毒性，可使胚胎生长延迟，所以孕妇、哺乳期妇女最好不服用，育龄期妇女和儿童一般也不宜服用此类药物。个别病人服药后白细胞、红细胞和嗜酸粒细胞可能减少，定期检查血常规有助于早期发现这些异常改变。

服用贝特类药物时应注意什么？

贝特类药物是目前临床上常用的降脂药，在服用这类药物时，医生和病人应注意下列几点：

①贝特类药物的主要作用是降低甘油三酯。它是严重的高甘油三酯血症患者首选的降脂药物。

②贝特类药物的副作用少见，但少数病人的肝功能可发生损害，极少数可引起肌肉病变，表现为肌肉疼痛、肌肉抽搐、乏力等。因此，长期服用贝特类降脂药物治疗时，应定期复查肝功能及肌酶(CK)水平，如有明显异常，应及时减低服药剂量或停药。

③另外，此类药有增强抗凝剂（如肝素、低分子肝素或华法林等）药效及升高血糖的作用，若同时服抗凝药或降糖药时，应注意调整药物的剂量。

33. 中药降血脂有什么特点

现代调脂中药血脂康，是由特制红曲精制而成，富含天然中药他汀及不饱和脂肪酸等多种有益活性成分，降低TC、TG、LDL-C

的同时,升高HDL-C。既全面调脂、防治心脑血管病的同时也全面调节人体机能,对人体具有保健作用。极少出现严重副作用,大多数副作用轻微而短暂,到目前为止还没有发现横纹肌溶解等严重不良反应。

因此,应根据自身身体状况,在医生处方指导下服用调脂药,对于老年人群以及合并高血压和糖尿病的人群服用调脂药更要注意安全,并按规定监测肝酶与肌酶,谨慎使用以达到安全。

34. 盘点血脂异常误区

误区一:化验单上只有一个胆固醇正常值,总胆固醇>6.22mmol/L(240mg/dl)才是高胆固醇血症。

点评:根据国际和中国的治疗指南,不同危险程度的患者患高胆固醇血症的诊断标准和治疗达标值是不同的。危险性越高的患者诊断标准越低,达标值也越低。如已有心肌梗死、其他冠心病和糖尿病的患者总胆固醇>4.14mmol/L(160mg/dl)、LDL-C>2.59mmol/L(100mg/dl)就应该接受降胆固醇治疗。危险因素越多,血脂指标要控制得越严格。对于冠心病及其等危症,即使血脂达标,如无特殊原因,还要继续维持长期调脂治疗。

误区二:没有症状就没有疾病。

点评:没有症状一样存在疾病,定期检查、早期诊断、早期治疗是关键。

高血脂是无形的杀手,它在我们青年时代就开始侵蚀血管,但我们可能没有任何感觉,直到中老年时引起动脉硬化造成了心脑血管疾病并产生了心绞痛、心肌梗死、偏瘫等严重的症状甚至危及生命的时候才真正引起我们的警惕,开始受到重视,但此时带来的可能会是不可逆转的心脑损害,甚至生命的代价。

所以世界卫生组织提出正常人应该每2年检查一次血脂,40岁以上的人和心脑血管病高危人群,应每年检查一次血脂。体型肥胖者，长期吃糖太多，长期吸烟、酗酒，习惯静坐，生活无规律、情绪易激动、精神常处于紧张状态者，或已经患有心血管疾病，如冠心病、高血压、脑血栓及已患有高脂血症的病人或者有黄色瘤，应在医生的指导下定期检查血脂。

如发现血脂异常，应及时服用他汀类调脂药。

误区三：化验单上大量与血脂相关的指标并无太多作用。

点评：已明确对临床有意义的指标包括总胆固醇（TC）、甘油三酯（TG）、"坏"胆固醇低密度脂蛋白胆固醇（LDL-C）和"好"胆固醇高密度脂蛋白胆固醇（HDL-C），4项指标每一个都和我们的血脂健康有关，一项出现问题就是血脂异常，在首先重视LDL-C的基础上，我们要关注每一个血脂指标。因此，调节血脂是一个综合的"工程"，服药应选用综合调节血脂的药物，血脂康胶囊可降低TC、TG、LDL-C，升高"好"胆固醇HDL-C，避免了联合服用调脂药的麻烦，降低了副作用发生的危险性和医疗费用。

误区四：糖尿病和代谢综合征患者多表现为甘油三酯高，而"好"胆固醇HDL-C低，"坏"胆固醇LDL-C只是轻度升高，所以主要应该降甘油三酯 。

点评：糖尿病患者发生心肌梗死的危险性非常高。根据大量临床研究，规定主要"坏"胆固醇LDL-C<100mg/dl，首要治疗目标依然是使"坏"胆固醇LDL-C达标，其次尽量使其他指标同时达标。

误区五：降胆固醇治疗可以减少心肌梗死，但会增加脑出血（出血性脑卒中）的风险。

点评：临床研究的证据表明，使用他汀类药物降胆固醇的治疗不仅可以显著降低冠心病、心肌梗死的发生，显著降低缺血性脑卒中的发生，而且不会增加脑出血。对高血压患者，在控制血压的同时服用常规剂量的他汀类调脂药可以更多地减少各种脑卒中事件的发生。

误区六: 鱼油可以软化血管、活血化瘀, 所以可以替代药物治疗。

点评: 鱼油主要可以补充ω-3脂肪酸, 可以降甘油三酯, 因此有条件者可以适当补充一些鱼油, 但鱼油的降胆固醇疗效缺乏临床研究证据。所以, 高胆固醇血症患者一定要坚持服用他汀类药物。

最近, 美国科学家通过许多临床试验证明, 鱼油中的最重要治疗成分DHA和EPA的浓度不高, 故对高脂血症患者的疗效不太好, 只能当保健食品, 只有将DHA和EPA提纯至>84%, 才能成为降TG的ω1-3脂肪酸的药品。

误区七: 胆固醇降到正常后即可停药。

点评: 在低危高血压患者的治疗过程中, 当血压长期稳定后, 可试行减少药物剂量和种类, 以最少的药物和尽可能低的剂量维持目标血压。但与之不同的是, 对于高胆固醇血症而言, 长期大规模临床试验得出的令人鼓舞的结果都是建立在固定剂量基础上。降胆固醇治疗是持续性、长期性的, 只要没有特殊情况发生, 如严重的或不能耐受的不良反应, 不应停药, 只有长期用药, 心脑血管才能长期获益。

误区八: 等到进入中老年时再预防血脂异常也不晚。

点评: 据医学观察, 不少7岁以下儿童, 其动脉血管壁上已出现因过量胆固醇或甘油三酯沉积而形成的黄色条纹与斑块, 这些动脉斑块虽无症状, 却成为成年后患冠心病的基础。由于冠心病是一种起源于少车、植根在青年、发展在中年、发病在老年的慢性疾病, 因此, 防治动脉粥样硬化要从儿童期抓起, 而防治的重点就是从小养成良好的生活方式和饮食习惯, 控制体重和防范高脂血症。

从小预防能有多大效果呢?北欧"千湖之国"芬兰的北伽利略地区,由于居民传统膳食中有大量的胆固醇和动物脂肪,冠心病病死率曾在全球独占鳌头,小学生中竟有1/3因此失去父母。后经政府带头重视,大力开展预防,20年后,冠心病病死率直线下降一半多,被世界卫生组织誉为"北伽利略的曙光"。在发展中国家包括中国,由于预防不到位,冠心病发病率节节上升,且发病年龄不断年轻化,形成鲜明对照。因此控制"第一杀手"的肆虐,必须"从娃娃抓起"。

误区九: 瘦人与高血脂无缘。

点评: 在众人的印象中,高血脂往往与胖人有关,而那些身材苗条的人的血脂情况往往被忽略。事实上,人们的血脂高低与体型并无完全绝对的联系。

高脂血症分为原发性和继发性。原发性高脂血症与环境及遗传有关,继发性高脂血症常继发于其他疾病,如糖尿病、肾病综合征、甲状腺功能低下、慢性阻塞性肝病、胰腺炎、痛风等。因为许多血脂异常以代谢异常为主,所以,有些瘦人也可以出现高脂血症,而且并不少见。

误区十: 脂肪肝患者服用降血脂药物无需选择。

点评: 脂肪肝患者要根据肝脏功能和血脂水平来慎重选择调脂药。有了脂肪肝并非什么降血脂药物都可以用,而降血脂药物应用不当有时非但不能减轻脂肪肝症状,反可加重肝脏损伤。

目前认为,脂肪肝如不伴有高脂血症,就不要用降血脂药物。有脂肪肝又有高脂血症,需根据高脂血症的原因、程度以及发生动脉硬化性心脑血管病变的概率,酌情决定是否要用降血脂药物。对于单纯性肥胖引起的高脂血症,如果血脂不是很高,主要通过节食、运动等控制体重和血糖来调整血脂和防治脂肪肝;如果治疗3~6个月后,血脂还是较高则可合理使用降血脂药物。

　　有高脂血症家族史的中高危者, 并且血脂增高明显者, 则同时要用降血脂药物治疗, 因为这个时候降血脂药物可起到"标本兼治"的作用。

　　误区十一: 高血压患者无需关注血脂。

　　点评: 高血压患者中有三分之一合并血脂异常, 血脂异常和高血压是心脑血管疾病的重要危险因素。高血压患者调脂治疗是十分必要的, 而且会获得单纯降压以外更多的益处。有研究表明, 高血压患者接受降压加调脂治疗与单独降压治疗相比, 可显著降低冠心病和脑卒中的发生, 提高生活质量。

第六章　脑血管病——世界性健康公敌

据统计，我国每年新发生的脑卒中患者为150万~200万人，发病比例高达125 / 10万~180 / 10万，其中10%的患者为45岁以下；缺血性脑血管病的发病率高于出血性脑血管病。但我国出血性脑血管病发病率又明显高于欧美人群，脑卒中致残率高达75%，而短暂性脑缺血发作后1~3年内约25%的患者会发生脑梗死，其中50%的患者可致残或死亡，我国每年因脑血管病死亡的人数约120万，病死率高达75%，脑出血和蛛网膜下腔出血病死率高于脑梗死。出血性脑血管病患者在发病3年内因褥疮、肺炎、尿路感染等导致患者死亡的高达41%。

1. 脑血管病——死亡率最高的三大疾病之一

人的脑组织是一个整体，有四条动脉血管通过颈部进入脑内为其提供血液。其中的两条称为颈内动脉，组成脑的前循环；另外两条称为椎动脉，组成脑的后循环。脑的前循环和后循环之间的联系是非常巧妙的，左右两侧的大脑前动脉被一条血管联通起来，这条血管被称为前交通动脉；同侧的大脑中动脉和大脑后动脉分别被一条血管联通起来，称为后交通动脉，医学上将这种有趣的结构称为脑底动脉环。脑底动脉环是位于脑底部的一个六角形的重要结构，脑底动脉环通过左右两侧的后交通动脉把脑的前循环和后循环联系起来;通过中间的前交通动脉把左侧和右侧的脑动脉血管联系起来。脑底动脉环相当于城市中心的环行公路,四通八达,因此整个脑部的动脉血管通过脑底动脉环成为一个整体,当这个环形血管的任何一端供血减弱时,都可以互相调节,确保脑部供血的稳定性。

什么是脑血管病

脑血管病是一组由缺血或出血引起的短暂或持久的局部脑损害,同时或单独有一支或多支脑血管基础病变的疾病。这一定义表明,脑血管疾病是一个广义概念,它包括静脉和动脉血管病变,伴有或不伴有其引起的急慢性、短暂或永久、局灶或弥漫等各种结构和功能损害。脑血管疾病包括脑血栓形成、脑梗死、脑出血和蛛网膜下腔出血等。近年来,急性脑血管病的病死率已显著下降,但该病的发病率反而增加,造成身体运动障碍人数急剧上升。据我国统计资料表明,该病出现的后遗症者占发病总数的80%,生活不能自理者高达43%,是致残率最高的一种疾病。

2. 脑血管病六大特点

(1)国内脑血管病分布呈北高南低的特点,北方脑血管病患病率比南方高11~14倍,这种差异除地理环境因素外,与高血压病的分布相一致。

(2)城市高于农村,是我国脑血管病分布的又一特点。

(3)男性略高于女性,但年龄因素影响较大,随着年龄增大,其发病率、病死率也随之上升。我国平均发病年龄为60.9岁,较西方提前10岁左右。

(4)从职业上看,从事重体力劳动者及农民发病率也较高。

(5)从种族上看,汉族高于其他民族,少数民族中朝鲜族和白族发病率较高。

(6)发病季节以冬春季居多,高峰自12月份开始,可持续至次年三四月份。复发性脑卒中病死率远高于首次脑卒中。

脑血管病不但影响患者的身心健康，同时给家庭和社会带来沉重负担，因此，脑血管病应引起高度重视。

3. 脑血管病的七大危险因素

（1）高血压病：高血压是脑血管病最重要而独立的危险因素，无论是出血性还是缺血性卒中，均与收缩压、舒张压和平均动脉压成线性关系。血压超过160/95mmHg的人，发生脑血管病的比例是正常血压者的8倍，而且基础血压越高，发生卒中的危险性越大。即使是平时无症状的高血压病患者，发生脑血管病的机会也比正常人约高4倍，舒张压每升高2mmHg，脑卒中发病率增加17%，因此，有效地控制血压可减少脑卒中的发生。

（2）心血管病：导致缺血性卒中的主要原因是，冠心病合并心房纤颤、风湿性心脏病、心肌梗死，心脏脱落的附壁血栓（尤其在有心房纤颤时）进入脑血管发生脑栓塞。心功能不全或严重心律失常时，心输出量下降，导致血压下降、脑血流量减少、血流减慢，易诱发血栓形成。同时，冠心病可能合并脑动脉硬化，故容易发生脑血管病。

（3）糖尿病：糖尿病和血糖浓度高为脑卒中的重要危险因素，糖尿病患者脑血管病发病率比无糖尿病者高2~3倍。主要原因为糖尿病可使颅内大、中、小动脉粥样硬化速度加快；小动脉和毛细血管病变时血黏稠度增加，红细胞变性能力降低，因而使缺血性卒中发生概率增加。对于急性脑梗死患者来说，糖尿病可以加重脑损害，增加病死率。

（4）高脂血症：如果血液中胆固醇、甘油三酯、低密度脂蛋白的增加和高密度脂蛋白减少，就可以使脂蛋白在血管壁沉积，形成动脉硬化，并造成血黏度增加，从而使患者增加发生卒中的概率。

(5)年龄: 50岁以后年龄每增加10岁, 卒中发病率增加1倍。由于年龄增长, 动脉内壁负荷增加, 导致内膜损伤, 动脉壁脂质含量增加, 形成粥样斑块, 且斑块破裂、脱落, 导致脑血管血流中断, 形成脑梗死。随着年龄增加, 容易出现高血压、糖尿病、高血脂、肥胖等, 这也是为什么中老年人容易患脑血管病的原因。

(6)吸烟和酗酒: 多项研究表明, 吸烟是脑卒中仅次于年龄和高血压的危险因素。吸烟可引起小动脉痉挛, 烟碱可使血压升高, 血黏度增加, 血小板聚集和血流量下降, 并且能使血中纤维蛋白含量增加, 加速动脉硬化。酒精可促使血小板聚集、凝血反应以及脑血管痉挛, 长期酗酒可使血压升高, 影响血中凝血成分, 与卒中的发生有一定关系。

(7)饮食与肥胖: 高脂肪、高盐、低钙饮食对脑血管病是不利的。高脂肪可加速动脉硬化, 高盐可促使血压升高, 肥胖均为脑卒中的危险因素。因此患者需控制体重, 调整饮食结构。

4个脑血管病危险因素是不可干预的

脑血管病危险因素并非都是能控制的, 有些是不可干预的, 比如年龄、性别、家族史及种族都是不可干预的。

(1)年龄: 年龄是最重要的脑卒中危险因素。脑卒中发病率随年龄增加而增加, 55岁后每10年增加1倍。脑卒中大多数发生于65岁以上的患者。卒中发病率为老年人>中年人或青年人>儿童。

(2)性别: 男性比女性的卒中发病率大约高30%。在50岁之前脑血管病的发病率男性>女性, 但在50岁以后性别差异不大。

(3)家族史: 脑血管病家族史是发生卒中的因素之一, 有家族史的人患脑血管病概率较大。许多学者认为脑血管病属于多基因遗传, 其遗传受环境因素影响较大。父母双方直系亲属发生卒中或心脏病时的年龄, 小于60岁即为有家族史。

(4)种族: 不同种族中发病率不同, 可能与遗传因素有关。社会因素，如生活方式和环境，也可能起一部分作用。一般脑血管的发病率为非洲>亚洲或西班牙>白人。

青壮年脑血管病的特点

青壮年脑血管病的特点是，发病率随着年龄增长而增加，病因相对复杂，除高血压、动脉硬化、高血脂、脑动脉炎等外，血液病、风湿性心脏病、偏头痛，妊娠、血管畸形、外伤也是常见原因。另外，男性吸烟、酗酒，女性口服避孕药也容易导致脑血管病的发生。临床上青壮年脑血管病中以蛛网膜下腔出血最为多见，脑出血最少，偏瘫、头痛较多。青壮年脑血管病治愈、好转与成活率较高，病死率较低。

老年性脑血管病的发病特点

（1）发病率较高，随着年龄增加而增加，主要由于高血压、糖尿病、动脉硬化以及淀粉样脑血管病引起。

（2）发病及病程不典型，脑出血以壳核、丘脑出血多见，淀粉样脑血管病为脑出血的主要原因，可多次发生脑梗死，皮质下动脉硬化性脑病较常见，可有不同程度的脑萎缩，合并症较多，病死率高。

4. 了解脑卒中，更好战胜脑卒中

中国内地平均每21秒就有一人死于脑卒中，每12秒有一个新发病例；目前现存病人约达749万，每年直接医疗支出超过97亿元人民币。

脑卒中是一种严重威胁人类健康和生命的常见疾病，又称卒中，是由于脑部血液循环发生急性障碍所导致的脑血管疾病。也就是说，因为大脑血管破裂出血，或血栓形成以及血块等堵塞脑血管，造成部分脑组织缺血和损害，从而发生突然昏倒，不省人事，或半身瘫痪、口眼歪斜、言语不利等现象。脑卒中好发于40岁以上的中老年人，此病发病急，病情重或变化快，危险性较大。

什么是无症状性脑卒中?

无症状性脑卒中是指无临床症状或临床症状较轻微, 不足以引起患者或医师注意的脑卒中, 包括无症状性脑出血或无症状性脑梗死, 大多在CT扫描检查时被发现。

脑卒中的分类

一般来说, 脑卒中分为3种情况。

第一种情况是由脑血管被血液中凝血块所阻塞, 或是由于动脉血管硬化狭窄, 出现脑血流量下降, 使该区域大脑细胞由于缺氧而死亡, 这一部分为缺血性脑血管病。缺血性脑血管病又包括: ①脑梗死: 脑血栓形成、脑栓塞、腔隙性梗死等都属于缺血性脑血管病。②短暂性脑缺血发作: 指脑缺血时间短暂呈一过性, 不留后遗症, 但反复发作容易形成脑梗死。

第二种脑卒中称为出血性脑血管病, 包括脑出血、蛛网膜下腔出血、硬网膜外及硬网膜下出血。因血管破裂、血液渗透到大脑组织中引起的, 即通常所说的脑出血。

第三种情况为其他脑血管病, 例如血管畸形、多种脑动脉炎、颅内静脉窦及脑静脉血栓, 以及由于恶性肿瘤、空气、脂肪进入脑血管形成的栓塞等。脑卒中在中老年人中最常见, 几乎3/4的患者发病时超过65岁, 但近年来有年轻化趋势, 当然, 任何年龄的人都可以发生脑卒中。

缺血性脑卒中多由脑动脉硬化引起, 约占脑卒中总数的70%, 出血性脑卒中是由于高血压、脑血管硬化及脑血管畸形, 导致脑血管破裂使脑组织受损, 约占脑卒中总数的30%。脑卒中的后果取决于治疗是否及时, 以及是否给予全面的治疗, 还有一些脑卒中存活者能自然恢复。

5. 爱脑护脑是当务之急

我国1986—1990年大规模人群调查结果显示, 脑卒中的发病率为每10万人有109.7~217例，患病率为每10万人有719~745.6例，死亡率为每10万人有116~141.8例。由此可以推算我国每年有130万~260万新的脑血管疾病患者，每年脑血管疾病的死亡人数为140万~170万人。脑血管疾病的发病率、患病率及死亡率在我国的不同地区差别是比较大的。按不同经纬度进行比较，以每5度为一组进行统计结果显示：脑血管疾病的发病率、患病率及死亡率呈由北到南逐渐降低、由西到东逐渐降低的大体趋势。地处高原的西藏地区，脑血管病多为出血性，病死率很高。近年来脑血管疾病的发病率在逐年增高，有人说脑血管疾病是一种富贵病，是因为经济发展了，钱多了，生活水平提高了造成的，实际上这种说法是完全错误的。脑血管疾病并不是因为生活水平提高造成的，而是与健康知识缺乏以及不良的生活方式有关。心血管疾病、脑血管疾病及癌症为当今人类死亡率最高的三大疾病。

血管是脑组织的大动脉

脑是人体的重要器官，脑组织的代谢特别旺盛，其能量来源主要依赖于氧气和葡萄糖，而氧气和葡萄糖都是经过动脉血管输送到脑组织的。我们知道，日常生活中的许多能量都是有存储形式的，如电瓶可储存电量，液化气罐可以储存液化气等等。而人的脑组织对氧气和葡萄糖的贮存几乎为零，因此脑组织需要连续不断地供应氧气和葡萄糖。研究表明任何原因阻断脑血液循环都会使脑神经细胞代谢受到影响，引起脑组织的损害。脑血流被阻断的时间越长，脑损害的程度也就越重。

（1）脑组织血流阻断30秒钟，脑神经细胞代谢开始受到损害。

（2）脑组织血流阻断2分钟，脑神经细胞停止代谢，表现出不同程度的昏迷。如血流恢复，脑神经细胞可恢复代谢功能。

（3）脑组织血流阻断5分钟，大脑皮层神经细胞开始出现永久性不可恢复的损害。

(4)脑组织血流阻断10~15分钟，小脑开始出现永久性损害。

(5)脑组织血流阻断20~30分钟，脑干的呼吸、循环中枢开始出现永久性损害，人的呼吸、心跳相继停止。

脑血流量是如何进行自动调节的？

脑血流量取决于脑的动、静脉压力差和脑血管的血流阻力。在正常情况下，颈内静脉压接近于右心房时，且变化不大，故影响脑血流量的主要因素是动脉压。一般脑循环的灌注压为80~100mmHg（1mmHg=0.133kPa），平均动脉压降低或颅内压升高都可使脑的灌注压降低，但当平均动脉压在60~140mmHg范围内变动时，脑血管可通过自身调节机制使脑血流量保持恒定。

血管的自动调节反应存在较明显的个体差异，正常血压的成年人，自动调节的下限为平均血压在60mmHg左右。当血压低于这个水平时，脑部血管扩张到最大限度也不能保证脑的最低需要血流量，继而出现缺氧的早期症状，如头痛、头晕、视物模糊、神志不清等。若血压降至30~40mmHg以下，则可出现嗜睡或神志丧失。当血压超过自动调节范围内的上限，即150~200mmHg，则脑血流增加，出现过度灌注，而发生高血压脑病。因此，高血压脑病是因超出脑血管自动调节限度的突然血压升高所致的一种急性可逆性综合征。

对血压正常的人来说，如果平均动脉压（舒张压+1/3脉压差）升至100~160mmHg，可能出现高血压脑病；但长期患有高血压病的人，由于脑血流自动调节的下限血压数值比血压正常者为高，当平均动脉压超过150~250mmHg时，才能发生脑过度灌注，因此不同人群的血压对脑血流影响是不一样的。

6. 脑血管疾病的七大红色警报

头痛

大家知道脑血管疾病发生在脑部，所以头痛是脑血管疾病最常见的症状。不同的脑血管疾病引起头痛的特征是不完全一样的。有时利用头痛的特征可以帮助我们鉴别是哪一种脑血管疾病。例如突发剧烈的头痛是蛛网膜下腔出血的特征性症状之一，头痛常为弥漫性，以枕部为重，并沿颈向下放射。高血压脑病引起的头痛与血压升高有直接关系，可播散到整个头部，呈持续性剧烈头痛，随着血压得到控制头痛随之可以得到缓解。颅内压增高引起的头痛多为持续性，以前额部明显，并可逐渐加重，咳嗽、打喷嚏或大便用力等引起腹内压增高的因素都可使头痛加剧。所以突发头痛，如果伴有恶心、呕吐、肢体麻木、活动不灵等则提示脑血管疾病。

视觉障碍

脑血管疾病引起视觉障碍是非常普遍的。常见的视觉障碍包括视野缺损和视幻觉。视野缺损最常见的类型为双眼视野的左侧或右侧同向偏盲，视神经传导通路的任何部位受到损害都可以导致同向性偏盲。大脑枕叶小的梗死可引起与病变部位相一致的同向盲点。大脑颞叶、顶叶梗死可出现区域性偏盲。视幻觉即患者能够看见根本就不存在的物体，可看见有形的物体、人、动物等景物。主要是大脑枕叶病变受损，神经细胞异常放电导致。出现上述视觉障碍应想到脑血管疾病的可能，最好到医院明确诊断。

突然偏身感觉障碍

脑血管疾病发生以后，往往使病人身体某一部位的感觉消失。脑组织不同部位的病变，引起感觉障碍的范围也是不一样的。脑血管病最常见的感觉功能障碍是偏身感觉障碍，也可以单独或混合出现头面部、躯干、上肢、下肢感觉障碍。丘脑病变除表现为对侧半身感觉异常外，还伴有对侧半身疼痛。脑干病变可出现交叉性感觉障碍，即病灶同侧面部感觉障碍，对侧偏身感觉障碍。所以，突然出现偏身感觉障碍提示脑血管疾病。

突然出现肢体瘫痪

我们经常看到一些平素健康的人，突然出现一侧肢体活动不灵活，甚至完全瘫痪。到医院作颅脑CT检查，确诊为脑血管病。许多患有脑血管病的人，大多瘫痪在床，非常痛苦。脑血管病常见的瘫痪范围按瘫痪的部位可分为：单瘫，即一个肢体的运动障碍；偏瘫，即一侧上下肢体的运动障碍；截瘫，即双下肢体运动障碍；四肢瘫，即双侧上下肢体运动障碍；交叉瘫，即一侧颅神经支配的头面部肌肉和对侧上下肢体瘫痪。以上各种瘫痪以偏瘫最为常见。不同的瘫痪范围可以推测病变在脑部的位置。脑血管疾病引起瘫痪的原因是由于脑部神经功能受到不同程度的损害，受损害的神经不能支配随意运动的肌肉，使肌肉失去收缩的能力而引起瘫痪。所以，突然出现肢体瘫痪强烈提示发生了急性脑血管病，应立即到医院就诊。

突发意识障碍

我们每个人对自己及周围环境都会有一个正确的认识，这是意识清醒的表现。意识障碍是指对自己和周围环境的知觉产生障碍，即不能正确地感知自己和周围的环境。意识是由大脑皮层高级神经活动所产生的，属大脑皮层的功能。包括感觉、知觉、记忆、情感、思维及意志等心理活动。当突然发生意识障碍时提示有脑组织损害，应立即到医院就诊。意识障碍按其程度不同，可有以下几种表现：

（1）嗜睡：嗜睡是指病人处于深沉的睡眠状态，轻度刺激能被唤醒，停止刺激后又再入睡。唤醒后能回答一些简单的问题或能作出一定的表示动作。

（2）谵妄：谵妄是较嗜睡为深的一种意识障碍。意识呈模糊状态，伴有错觉、幻觉，对人物、时间、地点的定向力丧失，时有躁动不安、胡言乱语等精神异常表现。

（3）昏睡：昏睡是指病人处于不易唤醒的睡眠状态。给予压迫眼眶或摇动病人等强烈刺激可暂时苏醒，但很快又入睡。答非所问，定向力丧失。

（4）昏迷：昏迷是最严重的一种意识障碍，意识完全丧失，呼唤及强烈的刺激也不能使病人清醒。如果压迫眼眶有反应或刺激角膜有反射存在称为浅昏迷；如果所有反射均消失称为深昏迷。

（5）突然出现失语症和失用症

失语症是指患者对语言符号的表达和理解发生障碍，不能运用语言符号进行有效的表达，也不能理解所接受的语言信息。这是由于病变损伤了大脑半球某些特殊区域所致，是缺血性脑血管疾病常见的临床表现。失用症是指患者在无肌力瘫痪、无平衡失调、无感觉障碍的前提下，在想做有目的性的动作时，不能使肢体去执行那些本来想要做的动作。大多是由于病变损伤了大脑半球某些特殊区域所致。突然出现失语症或失用症应立即到医院就诊。

眩晕

眩晕是一种客观并不存在的主观感觉，如患者躺在床上，却能感觉到周围的物体或自身在旋转、倾斜、升降等。眩晕实际上是一种运动性或位置性幻觉，是由于大脑皮层平衡功能障碍所引起的对空间定向的一种错觉。缺血性脑血管病伴有眩晕症状者，以椎基底动脉系统病变最常见。眩晕发作的特点：常呈突发性视物旋转，多因头部或体位突然变动而诱发，可伴有恶心、呕吐、四肢麻木、无力、躯体左右摇晃等,重者可有意识丧失。如上述表现在数秒至数小时内,最多不超过24小时即缓解,不留有明显的神经系统损害体征,属于短暂性脑缺血发作。如持续时间较长,不能自行缓解,且留有神经系统损害体征,可认为有椎基底动脉堵塞。出血性脑血管病也可引起眩晕,常见于小脑出血和蛛网膜下腔出血。小脑出血常表现为剧烈的眩晕发作,伴有剧烈的头痛和呕吐,重者因伴有意识障碍而掩盖眩晕症状。蛛网膜下腔出血常伴有眩晕发作、恶心、呕吐及脑膜刺激征。经常出现眩晕是脑血管疾病的危险信号,应及时到医院就诊。

晕厥的三个时期

如果眼前发黑的时间再持续一会儿,就会表现为意识丧失,这就是发生晕厥了。晕厥是指一过性脑供血不足而导致大脑功能障碍引起的短暂性意识丧失,但很快可以恢复。意识丧失时常伴有肌张力松弛而倒地。晕厥虽然是一过性的表现,但是在发生意识障碍的一瞬间可导致严重的摔伤或其他难以预测的后果。那么应该怎样防止呢?为了便于对晕厥的了解,我们可以将晕厥的发作分为三个时期:

(1)晕厥发作前期:通常在这个时期会感觉到恶心、呕吐、头晕或眩晕、面色苍白、出汗、上腹部不适、肢体无力、站立不稳等。出现上述症状时最好原地就座,如条件允许最好平躺,这样不仅能防止摔伤,而且可以增加脑部血流量,预防晕厥的进一步发展。

(2)晕厥发作期:这个时期晕厥发作已经是不可避免的了,病人意识丧失,肌肉呈完全松弛状态,常倒在地上。此期发作时间短暂,并可迅速恢复。

(3)晕厥发作后期:此期意识已经恢复,有时还可处于昏迷状态,有恶心、呕吐、头晕等症状,病人应平卧休息半小时或更久，以增加脑部血流量。

7. 脑动脉硬化是个凶险的疾病

脑动脉硬化是指脑动脉的慢性变性与增生性改变。脑动脉硬化与脑动脉硬化症不完全是一回事，在概念上是有区别的。无论在临床表现上，还是在病理检查上，不但有程度差别，而且有性质差别。只有当脑动脉硬化程度严重，造成普遍的脑血管血流量减少和广泛影响脑功能，并出现特有的临床症状时，才称为脑动脉硬化症。有脑动脉硬化不一定都有脑动脉硬化症。脑动脉硬化的形成是渐进性的缓慢过程。

患者为什么会出现脑动脉硬化

正常的脑动脉是有弹性的，并且很坚韧。随着年龄的增长，加之高血压、高血脂、高血糖、吸烟、酗酒、肥胖等因索，使血管壁逐渐变得硬而脆，缺乏弹性。病情进一步发展，可以使血管腔变小，甚至完全闭塞有时会破裂出血。无论是血管腔变狭窄、闭塞，还是出血，都影响由该动脉供血的脑组织的血流量，造成该部位的脑组织生理功能障碍，而导致相应的神经系统表现，如头晕、头痛、记忆力下降、失眠、肢体麻木，甚至出现偏瘫、失语、神志不清等症状，严重时可导致患者死亡。

脑动脉硬化的3种类型

从病理学角度，可把脑动脉硬化分为三型，即动脉粥样硬化、弥散性小动脉硬化、玻璃样变和纤维化。

（1）动脉粥样硬化：此病多发生在较大的动脉和中动脉。由于血中的脂质，如胆固醇等在血管内膜上沉积，形成隆起的灰白色或黄色斑块，就像煮烂的粥，高低不平，表面粗糙，医学上称为"粥样变"，可引起动脉管壁增厚、管腔狭窄和闭塞。

（2）弥散形小动脉硬化：多见于小动脉，出现广泛的动脉硬化。

（3）玻璃样变和纤维化：主要见于微动脉和毛细血管，开始时血管内膜改变；随着病情发展，病变至中膜及外膜，导致组织增生、管壁变窄、弹性纤维破坏、血管弹性消失甚至纤维化。

脑动脉硬化常见的早期信号

（1）患者出现类似神经衰弱症状，如头晕、头痛、头胀和头部紧缩感，还可有耳鸣、眼花、失眠、记忆力减退（尤以近期记忆减退明显）、注意力不集中、易疲倦、嗜睡、情绪易波动、思维缓慢，并常伴有自主神经功能紊乱，如多汗、手足发冷、心悸等。其中，近期记忆减退是最具有特征的早期信号。

（2）眼底检查发现眼底动脉明显变细，反光增强甚至呈银丝状以及动、静脉交叉压迫现象。

（3）脑血流图发现血管紧张度明显增加，血管弹性显著减退。

（4）同位素脑血流测定显示脑血流速度减慢及多灶性低灌流区。

（5）经颅多普勒检查显示有脑动脉狭窄表现：各种脑动脉炎、脑动脉缺血性综合征、颅内静脉窦或静脉血栓等。

脑动脉硬化症的警示信号

脑动脉硬化症是指脑部血管弥漫性硬化，长此以往脑组织处于慢性供血、供氧不足状态，脑功能进行性减退，出现一系列神经衰弱的表现。脑动脉硬化症的早期可以没有症状，但发展到一定程度大多数患者会逐渐出现脑功能受损的症状和体征。如头痛、头晕、易疲劳、焦虑、耳鸣、眼花、记忆力减退、精力不集中、思维迟缓、睡眠障碍等。具有脑动脉硬化症的患者应及时就诊，积极治疗，预防由于病情的进一步发展而引起的短暂性脑缺血发作、多发性腔隙性脑梗死等更为严重的脑血管疾病。

如何判断是否患有脑动脉硬化症

根据以下几项有助于判断是否患有脑动脉硬化症：

（1）长年高血压，伴有高血脂、糖尿病以及全身动脉硬化的表现。

（2）有短暂性脑缺血发作的病史。

（3）50岁以上，有进行性加重的脑功能减退及神经衰弱综合征的表现。

（4）眼底有明确的动脉硬化。

（5）相关仪器检查可证实有脑血流量减少、脑动脉粗细不匀等。

8. 血压急剧升高应警惕高血压脑病

高血压脑病最主要的特征就是血压急剧升高。为急性起病，病情迅速进展，数小时或十几小时病情可进展到十分严重的程度。如果感到有头痛、恶心，有条件者应自测血压，如收缩压超过200mmHg以上，舒张压超过120mmHg以上或原来已有血压升高的患者血压再度增高，都是发生高血压脑病的危险信号，应立即加服降压药，边降压边立即到医院就诊。否则一旦发生高血压脑病可出现剧烈头痛、呕吐、口齿不清、肢体活动不灵活、偏身感觉障碍、视力和听力障碍及精神错乱等。部分高血压脑病患者可出现癫痫样惊厥，表现为神志丧失、两眼上翻、口吐白沫、肢体痉挛强直、大小便失禁、舌头咬伤、瞳孔散大、意识丧失。

提示：

高血压脑病发作时也可同时引发急性心力衰竭、呼吸衰竭等其他脏器的损害。如治疗不及时，也是造成死亡的主要原因。高血压脑病往往反复发作，每次出现的症状可以相似，也可以不同。

9. 出血性脑血管病可以导致迅速死亡

出血性脑血管病是指脑血管破裂后血液从血管内溢出到脑

组织中而使脑组织受压或血液中的某些成分对脑组织造成损害而导致脑组织的损伤或坏死,包括脑实质出血(俗称脑出血)和蛛网膜(脑膜的一层)下腔出血。

如果经历过暖气管破裂现场的人,怕是永远也不会忘记那可怕的一幕。热水带着气浪从暖气管的破裂处喷涌而出,一瞬间周围就形成一片积水。同样的道理,如果是脑血管破裂,血液就会在脑内喷涌而出。只不过脑组织被一个坚硬的颅骨包围着,血液不能外流,而凝固在脑内,压迫脑组织,后果十分凶险。脑出血是指原发性非外伤性脑实质内的出血。脑出血的发病和死亡率都很高,占全部脑卒中的20%~30%。

提示:

脑出血是最常见的出血性脑血管病,主要因为高血压、脑动脉硬化、脑梗死、脑肿瘤、血液病、动脉炎、血管畸形等,有时应用抗凝或溶栓药也可引起。

10. 引起脑出血的六大原因

(1)长期高血压是引起脑出血最常见的原因。高血压引起小动脉血脂沉积,中层脆弱,易于破裂出血。

(2)寒冷刺激、血管广泛收缩、血管容量减少,引起血压升高也可以引起脑出血。

(3)非高血压患者由于平时血压正常,对血压急剧增高没有良好的调节贮备能力。在血压急剧升高时,尤其是老年人在伴有动脉粥样硬化的基础上,发生脑出血的危险性明显增加。因此,近些年来人们对高血压患者的急性血压增高引起脑出血的现象已越来越重视。

(4)脑过度灌注,脑血管承受压力相对性增高,引起脑出血。

(5)淀粉样脑血管疾病引起颅内中小动脉、静脉及毛细血管壁中淀粉样蛋白沉积，导致小动脉变性和许多微动脉瘤形成，极易造成血管壁破裂，是60岁以上老年人非高血压脑出血的常见病因，并可反复发作形成多灶性脑出血。

（6）其他少见的病因有继发于脑梗死的出血，先天性脑血管畸形或脑动脉瘤破裂出血，血液病如再生障碍性贫血、白血病、脑动脉炎、脑肿瘤、抗凝或溶栓治疗不当等。

脑出血的5个部位

有高血压病史，年龄在50岁以上，尤其是50~70岁的人，在情绪激动、寒冷刺激及体力活动时易发生脑出血。脑出血大多起病突然，无预感，少数患者发病前可能会出现头痛、头晕、肢体麻木或活动不灵活等前驱症状。

一般在活动时、血压波动大时易发生，如突然用力过大、情绪激动或过度悲伤、发脾气等诱因发生时，病情以全脑性（大脑广泛性受损伤）症状和体征多见（如意识障碍、昏迷、头痛呕吐等）。病情往往在短时间内（几分钟至数小时）发展至高峰。蛛网膜下腔出血的特点是剧烈头痛及呕吐，伴有颈项强直（颈部发硬、不能低头）巴氏征阳性。

脑组织任何一个部位的血管都可以发生破裂，而引起脑出血。通常在下列部位更易发生脑出血：

（1）脑叶出血，占全部脑出血的1/3左右，最常见的病因为脑淀粉样血管病、血液病、抗凝和溶栓药物治疗。脑叶出血通常出血量多，血肿体积较大，因接近脑表面易引起癫痫发作及蛛网膜下腔出血。

（2）小脑出血，约占脑出血的10%，高血压病为最常见的原因。重症大量出血可扩展至对侧小脑，很快进入昏迷状态，甚至形成脑疝，多在48小时内死亡。

（3）桥脑出血，桥脑出血是最凶险的脑出血类型，约占脑出血的10%。起病急骤，剧烈头痛，迅速出现昏迷，多在24~48小时内死亡。

（4）脑的基底节区出血，是高血压脑出血最常见的部位，其出血动脉常为大脑中动脉。

（5）脑室出血，大多为脑实质出血破入脑室内引起继发性脑室出血，表现为突然昏迷加重，可出现脑膜刺激征。

提示：

脑出血发病时常有显著的血压升高，一般在180/110mmHg以上，发病过程中有不同程度的意识障碍。所以有高血压疾病的人一定要避免使血压突然升高的各种因素，如情绪激动及寒冷刺激等。

11. 脑出血预防十必须

虽然脑出血发病急骤，病情凶险，但并不是不可预防的。

（1）必须早期发现，及时治疗。做到定期检查，采取服药措施，降低或稳定血压，防止血压突然增高。

（2）发现动脉硬化，必须早期治疗，降低血脂及胆固醇，以保持血管的弹性。

（3）精神必须乐观。避免精神紧张和疲劳，防止动脉硬化和血压上升。

（4）必须注意劳逸结合，合理安排工作，保证足够睡眠，避免过劳过累。

（5）饮食必须清淡，少食动物脂肪或胆固醇含量高的食物，糖也不宜过多食用。可多吃豆类、水果、蔬菜和鱼类等，尤其对血压较高、动脉硬化、血脂高者更为重要。

（6）必须忌烟酒。烟能加速动脉硬化的发展，对高血压者更有害，并能引起血管痉挛。长期大量饮酒也会促使动脉硬化，甚至促使血管破裂。

（7）大便必须经常畅通，避免过度用劲排大便。多吃蔬菜、水果，多饮水，软化粪便，以免血压突然增高。

（8）必须注意季节变化，防寒避暑。防止寒冷高温对机体的影响，避免使血管舒缩功能发生障碍，血压波动幅度加剧而发生意外。

（9）蹲下、弯腰及卧床、起身或改变体位时，动作必须缓慢，可用头低位及眼睛向下方式渐渐起身，切勿突然改变体位，防止头部一时供血不足而发生意外。

（10）必须适当坚持体育锻炼，从事力所能及的工作，避免激烈的运动或过度劳动。

12. 不同人群一级预防措施不同

未发生卒中者，对可致脑血管病的危险因素进行普查和积极治疗，以降低脑卒中的发病率。我们建议，每个年龄超过35岁的未患脑血管病的人，都应进行预防宣传教育。不同人群一级预防措施不同：

（1）对健康者可劝其停止吸烟及过量饮酒，做好个人保健，改善饮食结构。

（2）控制血压是关键：资料表明，坚持长期治疗的高血压患者的脑出血发病率，仅为不坚持治疗者的1/10，故因根据个体化的原则，选用合适的降压药。常用降压药物有血管紧张素转换酶抑制药、钙离子拮抗药、β-受体阻滞药以及利尿药等。患者应合理使用药物，必要时联合用药，使血压控制在稳定水平。

（3）对高血压患者进行抗高血压治疗，可以降低脑卒中的危险性。资料表明，舒张压平均降低5~10mmHg，持续5年，则脑卒中的危险下降42%。

（4）对高危因素者，尤其房颤、心脏病患者，可口服抗凝药或抗血小板聚集药物预防脑卒中，如华法林、阿司匹林等，其中华法林对房颤患者进行卒中一级预防,可使危险性下降60%~70%。

13. 脑血管的二级预防

主要是针对已有过短暂性脑缺血发作、脑梗死、视网膜缺血再发的患者,可用药物进行预防,如口服肠溶阿司匹林75~325mg,1次/d。阿司匹林可使短暂性脑缺血发作后卒中发病率减少25%~30%,患者也可服用双嘧达莫(潘生丁)25mg,3次/d,口服;新型抗血小板聚集药噻氯匹啶的作用优于阿司匹林,常用剂量为250mg,3次/d,口服。另外,还有氯吡格雷等药物。患者降血压治疗、戒烟、戒酒、控制血糖与一级预防同等重要。对有严重动脉硬化、动脉狭窄的患者,可利用动脉内膜剥脱术及血管内支架植入术,远期效果好。

除此之外,应定期进行健康检查,主要查血脂、血糖、血液流变学、血管超声,必要时可进行血管造影。如发现致病危险因素,要积极采取措施进行预防,以防脑血管病发生。

去除脑出血的诱发因素:脑出血易在激动、过度操劳、剧烈运动、休息不好等情况下发病,若患者避免了上述情况出现,可有效控制脑出血的发生。

经常进行检查:应定期检查血脂、血糖及纤维蛋白原、心电图等,如有异常应积极予以治疗,以免发生脑血管病。

14. 脑血管病患者需常做的8项检查

(1)血、尿常规:用以观察患者有无泌尿系统感染、心脏损害、糖尿病等情况,尿酮体检查有助于排除患者糖尿病酮症酸中毒昏迷。

(2)肾功能、肝功能、电解质:了解患者有无肝肾疾病,以便指导临床用药。特别是对于昏迷及进行脱水治疗的患者,可以及时发现电解质紊乱情况。对于有肝脏病变的脑出血患者应用甘露醇时要慎重。

(3)CT: 对于出血性卒中阳性诊断率可高达约100%，对缺血性卒中，一般在发病后第二、三天阳性率最高。及时进行头颅CT检查，有助于鉴别诊断，及时指导临床用药。

(4)腰穿脑脊液检查: 对于区分出血性及缺血性疾病具有重要意义，同时可以了解颅内压情况，若腰穿发现血性脑脊液，则为诊断蛛网膜下腔出血的"金标准"。

(5)磁共振: 与CT相比，磁共振对于CT检查不理想的缺血性患者，诊断较为及时。其中，磁共振弥散成像有助于区别脑梗死的病灶。

(6)脑血管造影: 脑血管造影是将显影药注射到脑部血管，从而可以清楚地显示血管病变部位，为治疗提供可靠依据。随着数字剪影血管造影的应用，这种方法已逐渐被取代。

(7)数字减影血管造影: 是指通过电子计算机进行辅助成像的血管造影技术，通过股动脉或肱动脉插入导管至所需部位，注入造影剂后再进行X线照相。数字减影血管造影对脑血管病检查，特别是对于动脉瘤、动静脉畸形等，是最佳的诊断手段; 对于缺血性脑血管病也有较高的诊断价值。数字减影血管造影下动脉溶栓疗效明显，目前正被逐步推广。

(8)其他检查: 包括脑部超声、脑血流检查、脑电地形图、血液流变学检查等。

15. 出血性脑血管病的2个治疗期

出血性脑血管病的治疗分为急性期治疗和康复期治疗。

急性期治疗的主要措施

(1)吸氧;

(2)控制脑水肿、降低颅内压力（应用甘露醇、甘油、速尿、白蛋白等药物）;

（3）应用止血药物（主要用于蛛网膜下腔出血，脑内出血者目前已不主张应用止血药物）；

（4）处理并发症（如抗感染、应用制酸剂预防应激性溃疡、防止褥疮及吸入性肺炎、维持水电解质及酸碱平衡、保持肾功能等）；

（5）保持安静（如镇静或镇痛治疗、保持大小便通畅、保持周围环境安静、少搬动或绝对卧床休息、减少探视等）；

（6）应用脑保护剂或神经生长因子（如脑苷肌肽、神经节苷脂、依达拉奉、恩经复等）。

康复期的治疗

运用言语和运动功能的康复训练以及由急性期延续下来的药物治疗。这里要强调的是：蛛网膜下腔出血的病人必须卧床休息，没有医生的允许，绝对不能搬动或自行转院，因为只要一挪动病人，就有可能引起致命的再出血。再者，康复训练越早越好，只要病情稳定就可以进行康复治疗。

16. 别小看缺血性脑血管病

缺血性脑血管病是指脑血管的病变导致脑组织的缺血或坏死，有脑梗死、短暂性脑缺血发作及脑动脉硬化等，其中脑梗死是最常见的缺血性脑血管病，包括各种原因引起的脑血管内的血栓形成，即脑血栓，脑血管被栓子阻塞即脑栓塞，腔隙性脑梗死即脑组织病变范围<1.5cm的微小梗死。

缺血性脑血管病的发病信号

一种疾病的诊断和识别基于病人的临床表现和一些有效的辅助检查，在脑卒中的发病初期，有些症状常常是发病的信号。病人或家属如能早期识别并加以重视，就能做到及时就医，并争取治疗时机，更好地挽救病人和减少致残率和病死率。

常见的信号有：

（1）眩晕或一过性黑蒙（眼前发黑）；

（2）突发的说话吐字不清（大舌头）；

（3）突发的吞咽呛咳（特别是喝水时）；

（4）突发的一侧肢体麻木；

（5）突发的一侧肢体无力（或乏力），表现为手拿物不稳或掉在地上；

（6）口角歪斜或流口水；

（7）头痛或伴有呕吐。

不同的缺血性脑血管病的表现不一，各有自己的特点

（1）缺血性脑卒中：一般起病在安静状态下（睡眠或坐位时），以局灶性（局限于身体某一部分）的症状或体征多见（如口角歪斜或吐字不清或一侧肢体乏力等）。病情往往在24小时内逐步加重，大面积缺血性脑卒中的表现则与出血性脑卒中有相似之处。

（2）小脑卒中（TIA，短暂性脑缺血发作）：其特点是起病迅速，表现为一过性黑蒙或眩晕、肢体乏力、麻木或吐字不清等。症状一般只有数分钟，大部分在半小时内，最多24小时内完全缓解，没有任何后遗症但可以反复发作。

（3）腔隙性脑梗死（腔梗）：临床表现轻微，甚至缺乏症状，但约有2/3以上的老年人都有不同程度的腔隙性梗死灶。因此，腔梗可以认为是老年人脑部常见的改变。当医生诊断有腔梗时，不应过分紧张，但要注意检查有无脑卒中的危险因素。

（4）脑卒中的诊断（确诊）：脑卒中的诊断同其他疾病一样，首先是医生根据病人的过去病史、有无脑卒中危险因素和诱发因素、临床的症状和体征等进行判断。再做头部CT或磁共振（MRI）进行确定。血管造影对诊断动脉瘤和动静脉畸形有很大的帮助，它包括CTA（动脉CT造影显像）、MRA（动脉的磁共振造影显像）、

DSA（数字减影脑血管造影）。前两种方法只能看到血管的大致情况，但较安全；后者对血管的异常显示较清楚，但有创伤性，价格也较贵。

17. 缺血性脑血管病的2个治疗期

缺血性脑血管病的治疗也分为急性期治疗和康复期治疗。缺血性脑血管病急性期治疗的主要措施有：

（1）吸氧；

（2）血液稀释和扩容（低分子右旋糖酐，生理盐水）；

（3）抗血小板聚集（阿司匹林，波立维等）；

（4）扩张脑血管（尼莫地平等）；

（5）通络活血化瘀中药制剂（通心络、丹参、川芎嗪、三七皂甙、葛根素等）；

（6）溶栓治疗（尿激酶、组织型纤溶酶原激活剂——nPA等）；

（7）抗凝治疗（肝素、低分子量肝素、藻酸双酯钠等）；

（8）降纤疗法（蛇毒制剂、降纤酶等）及其他治疗（如处理并发症、保持安静、脑保护剂及神经营养等治疗法，同出血性脑卒中）；

（9）康复期治疗（同出血性脑卒中）。

提示：

特别要注意的是：脑梗死后6个小时脑细胞完全坏死，因此，溶栓治疗必须在发病后的6小时内完成；6小时后就只能应用抗凝或降纤治疗了，脑卒中后为什么要及早送医院救治也就是这个原因。

18. 不明显的短暂性脑缺血

日常生活中经常有人出现短暂性脑缺血发作的表现，但自己并不知道，也没有引起足够的重视，这是不应该的。因为短暂性脑缺血发作，往往是脑血栓形成的先兆，必须进行积极的治疗。短暂性脑缺血发作（简称TIA）又称一过性脑缺血发作，表现为突然发作的局灶性症状和体征，大多持续数分钟至数小时，可以在24小时以内完全恢复，发作间歇正常，但可有反复发作。短暂性脑缺血发作的病因主要是动脉粥样硬化。在动脉粥样硬化的血管内膜表面常有血小板、纤维蛋白等形成的松脆血栓，这种微小的栓子容易在血液冲击下脱落而阻塞远端细小的血管，出现局灶性脑功能障碍。另外，脑血管狭窄、痉挛，血流动力学改变，血液高凝状态等都是引起短暂性脑缺血发作的原因。

19. 脑梗死就是一种脑死亡

关于死亡的概念大家都很清楚，脑梗死实际上就是一种脑死亡。只不过不是发生在全脑，而是发生在脑组织的某一部分。通常脑梗死又称为缺血性脑卒中，是指由于脑部供血障碍使脑组织缺血、缺氧而引起的脑组织缺血性坏死或脑软化。通常引起脑梗死的最常见的疾病是脑血栓形成和脑栓塞，这两种疾病导致脑组织坏死的原因是阻塞了供应该区域的血管。脑梗死约占全部脑卒中的80%。最常见的是脑血栓、脑栓塞及腔隙性脑梗死。

脑血栓形成如同水管结冰

如果气温很低，水管就可能开始结冰。当我们打开水龙头时，水流就会变小，如果气温继续下降，水管内的冰就会越结越厚，最后可以完全阻塞水管。血栓形成的过程与水管结冰有类似之处。所不同的是水管结冰是由气温降低引起的，而血栓形成是由血管内膜损伤，血液凝固成分增多等一系列复杂的原因所致。医学认为脑血栓形成是指在脑动脉内膜病变的基础上形成血栓，致使血管腔狭窄或闭塞，引起其供血范围的脑梗死性坏死，因而产生相应的神经系统症状及体征的一种急性缺血性脑血管病，是急性脑血管病中常见的类型。最常见的病因为脑动脉粥样硬化，常伴有高血压、高血脂及糖尿病，加速动脉粥样硬化的发展。

脑栓塞与血管口径相关

虽然脑栓塞与脑血栓形成的结果都是血管堵塞、血流中断，但发生的机制是完全不一样的。脑血栓形成是在有病变的脑血管处发生了血液凝固，而脑栓塞是指身体其他部位的栓子，经血液循环流入脑动脉，引起脑血管急性闭塞，使相应供血区的脑组织发生缺血坏死及脑功能障碍。栓塞的部位与脑血管是否有病变无关，而与血管的口径相关。因为栓子流经的血管总是越来越细的，只要血管的口径小于栓子。栓子就会被卡在那里。脑栓塞比脑血栓形成少见，约占脑梗死的15%。栓塞的血管以大脑中动脉最为常见。

腔隙性脑梗死也会要人命

简单地说，腔隙性脑梗死就是指非常细小的血管被堵塞之后，引起小区域脑组织梗死。医学上认为腔隙性脑梗死是指发生于持续性高血压、小动脉硬化引起的一组属于脑深部的小灶梗死。腔隙性脑梗死的范围多数人认为应在15毫米以下。通常这种微小的脑梗死不会引起人体明显的损害。但如果这种梗死发生在重要的部位，如发生在脑干部位，也会夺走人的生命。长期的持续性高血压是引起腔隙性脑梗死的主要原因。腔隙性脑梗死的数目不等，可以只有一个，或数十个，或几十个，反复发作可引起痴呆及帕金森病。积极治疗高血压病，对本病有重要的预防意义。

脑络不通，脑梗多会发生

脑梗死是中老年人常见的脑血管疾病，致残率和病死率都很高，严重危害着中老年人的健康，尤其是近年来脑梗死发病的年轻化趋势，更是引起了医学界的重视。脑梗死是由于脑血管本身发生粥样硬化病变而引起的一种缺血性脑血管病。长期的高血压、高血脂、糖尿病是引发脑梗死的主要原因。脑梗死早期主要是脑动脉硬化，血管内皮功能障碍，逐渐发展在损伤的血管内皮上，形成脑动脉粥样硬化斑块，造成脑部血运受阻、供血供氧不足，引起头晕头痛。硬化斑块一旦脱落或者斑块逐渐扩大就会堵塞血管，完全中断该区域的脑组织供血，出现脑梗死、半身不遂、语言不利等症状。

络病理论认为：络气郁滞、络脉瘀阻、络脉绌急、络脉瘀塞与脑梗死的发病过程非常相似。络气郁滞可造成脑血管内皮功能障碍，影响脑部的供血供氧，络脉瘀阻相当于脑动脉粥样硬化，会造成脑部供血不足，络脉绌急相当于脑血管痉挛，络脉瘀塞即脑血管完全被阻塞，造成脑组织缺血、缺氧、软化、坏死，从而导致半身不遂、语言不利等症状。所以说，脑络不通可以引发脑梗死。

通络治心脑血管病更全面

国内外医学研究表明，要有效遏制心脑血管病的发生，在合理膳食、适量运动、戒烟限酒、养成良好生活方式的同时，必须将药物纳入心脑血管发病的预防中，构筑全面防线。以中医络病理论为指导的代表药——通心络，是在国内首先运用络病理论指导研发的治疗心脑血管病的中成药。2000年，因其配方、实验和临床研究的创新性，"通心络胶囊治疗冠心病的研究"获得国家科技进步二等奖；2006年，指导通心络胶囊研发的"络病理论及其应用研究"获得国家科技进步二等奖；2007年因超微粉通心络胶囊制备工艺技术的创新性，再次获得国家技术发明二等奖。一个产品获得三项国家大奖，充分证明了其极高的技术含金量，即使不是后无来者，至少也是前无古人了。

通心络创造性地运用5种虫类通络药为主组方，对心脑血管病的防治突出表现为3个特点：一是改善心脑血管自身的病变，二是对黏稠的血液有稀释作用，三是对心脑血管堵塞后缺血受损的心脏、大脑组织有修复作用。高血脂、高血压、糖尿病等心脑血管病易患人群长期服用，可以有效降低冠心病、脑血栓的发生几率，冠心病、脑血栓患者长期服用，可减少复发，有很好的治疗作用。

20. 高血压是引发脑血管病的重要因素

高血压是导致脑血管病最重要的、独立的危险因素。据报道，在我国约有80%的脑血管病患者与高血压因素有关，其中86%的脑出血和71%的脑梗死患者，都有高血压病史；而无症状性高血压患者，发生脑血管病的概率是血压正常者的4倍。无论收缩压或者舒张压升高，都会增加脑卒中的发病率，并呈线性关系。收缩压150mmHg，发生脑血管病相对危险性约为收缩压≤150mmHg的28.8倍，而舒张压>90mmHg者是舒张压<90mmHg的19倍。所以说，高血压是脑血管病的重要危险因素。

什么是高血压脑病？

高血压脑病是指血压突然或短期内急剧升高，一般舒张压在130mmHg以上，同时出现中枢神经功能障碍征象，是一种变化急骤的临床综合征。该病常发生于急进型高血压及少数缓进型高血压患者，也可见于急性肾小球肾炎、妊娠高血压综合征、嗜铬细胞瘤等患者。临床上以血压突然急剧升高、头痛、呕吐、烦躁、抽搐和意识障碍等为主要表现。眼底检查时，可见视神经盘水肿，或伴有静脉迂回变细，或有动静脉交叉，视网膜有点状渗血。腰穿脑脊液检查可见压力增高，蛋白质含量增加或含有少量红细胞及白细胞。CT检查多无异常，据此可与脑出血相鉴别。该病是高血压的一种严重并发症，若抢救不及时，常因颅内压升高，脑组织受损不可逆转，或因脑疝形成而导致患者死亡。

什么是高血压危象？

高血压危象是指患者在高血压的基础上，周围小动脉发生暂时性强烈收缩，导致血压明显升高，并出现头痛、烦躁、心悸、多汗、呕吐、面色苍白或潮红、视力模糊等症状。高血压危象的发生机制是交感神经活性亢进和血中儿茶酚胺过多。主要表现为血压突然升高，并且升高幅度较大，收缩压可能达到260mmHg，舒张压在120mmHg以上，原有症状加剧，出现剧烈头痛、头晕、恶心、呕吐、耳鸣、胸闷、视力模糊或暂时性失明。有时因脑血管痉挛致使半侧肢体活动失灵，更严重时会有烦躁不安、抽搐、昏迷等情况发生。

我们应该了解，高血压危象同高血压脑病是两种不同的表现，有时和脑出血类似，头颅CT可帮助鉴别，大多为精神紧张、情绪激动、过度疲劳、寒冷刺激、气候变化和内分泌失调等原因诱发，也常常发生于长期服用降压药物骤停者。一旦出现高血压危象，应积极进行处理。

21. 高脂血症加速脑血管病的发生

血脂主要成分为胆固醇、三酰甘油、磷脂、游离脂肪酸等。血脂含量超过正常就为高脂血症。高脂血症可增加血液黏稠度，动脉内膜脂质沉积，引起并加速脑动脉硬化的发生。高胆固醇血症，特别是低密度脂蛋白水平的增加与缺血性脑血管病的发生有关。胆固醇降低和脑出血有关，脂肪中的不饱和脂肪酸对血管有保护作用，而高密度脂蛋白可将血管壁中的胆固醇带到肝脏进行处理，起到减轻脑动脉硬化的作用。

22. 慢性肾病患者易出现脑血管病

慢性肾病患者可能由于伴有血小板异常以及凝血与纤溶活性的改变，常会出现脑血管病，其发病率为15.3%~23.6%。患者可以出现脑梗死、脑静脉血栓形成，也可并发脑出血，但远比发生脑梗死的概率少。

(1)低纤溶状态:纤溶系统是机体阻止血栓形成的屏障,关键物质是纤溶酶原激活物,可使血凝块中的纤溶酶原生成纤溶酶,催化纤维蛋白水解,使血栓块溶解,阻止血栓形成。而慢性肾病患者血浆中的该物质活性降低,使机体处于低溶性状态,有利于血栓形成。

(2)高脂血症:慢性肾病患者可出现高脂血症,加速动脉粥样硬化的形成,促进脑梗死的发生。

(3)血小板功能障碍:慢性肾病患者血小板呈亢进状态,集聚性增高,使血栓易于形成。

(4)凝血功能障碍:研究发现,慢性肾病引起的脑血管病患者中,血浆第Ⅷ因子相关抗原水平明显升高,提示该病患者的血管内皮细胞受损。

综合以上因素,加之患者存在低蛋白血症,血容量低,使血黏度增加,故易于发生脑梗死。

23. 恶性肿瘤患者也会出现脑血管病

脑血管病是恶性肿瘤的常见并发症,仅次于转移性病变,发病率约为14.6%。因肿瘤致死的患者中,出血性肿瘤患者的发病率稍高于脑梗死,分别为56.6%与45.7%。恶性肿瘤并发脑血管病的发病原因是:

(1)肿瘤直接作用:肿瘤栓子脱落可堵塞血管,栓子还可侵入动脉壁使血管扩张,形成动脉瘤,其破裂可导致脑出血或蛛网膜下腔出血。同时,肿瘤内出血是引起颅内出血的主要原因。

(2)感染:由于肿瘤患者抵抗力下降,加之化疗、放疗,极易出现感染,感染后可导致感染性血管炎、细菌性栓塞,从而发生脑梗死。

(3)血小板和凝血机制改变:研究表明,高凝、弥散性血管内凝血与血小板减少等疾病,很容易发生脑血管病,同时放疗和化疗时可损伤血管壁,使动脉闭塞或血栓形成。

所以,肿瘤导致脑血管病的发生大部分为综合因素所致,既可出现脑梗死又可发生脑出血。

24. 脑血管病易发生在早晨

脑血管病易在早晨发生,主要是因为老年人大动脉顺应性较差,凌晨交感神经激活,儿茶酚胺浓度增高,加之凌晨血小板聚集性增加,以及纤溶活性增强等变化,均是导致脑血管病急性事件多发的重要原因。另外,凌晨血压升高,加之部分患者早晨血压较高,如未加注意,而剧烈运动、大便用力等,极易出现脑出血。部分患者存在血压波动曲线,凌晨血压偏低,加之血凝增强,可发生脑梗死。因此,有人将此时段称之为"危险时段",需要引起患者及家属的高度重视。

25. 寒冷易引发脑血管疾病

人体功能的平衡依靠内、外环境的协调,为了适宜外界环境的变化,人体会自动产生一系列神经、体液方面的适应性调节。如季节变化可能影响血压的变化,夏季血压会轻度降低,而冬季血压会明显升高,就会对脑血管病的发生产生一定的影响。一般来讲,每年12月份至次年3~4月份,为脑血管病的高发期,这说明寒冷是一个非特异性刺激因素,它导致人体神经功能紊乱,为脑血管病变创造条件。寒冷气候为什么引起脑血管病的发生呢?这是因为:

(1)低温可使体表血管弹性降低,外周阻力增加,血压升高,进而导致脑血管破裂出血。

(2)寒冷的刺激还可使交感神经兴奋,肾上腺皮质激素分泌增多,从而使小动脉痉挛收缩,增加外周阻力,使血压升高,导致脑出血。

(3)寒冷还可使血液中的纤维蛋白原的含量增加,血液黏稠

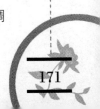

度增高，促使血液凝固，因而发生脑血栓形成。

因此对于有脑血管危险因素的人群来说，在冬季注意保暖对预防卒中是很重要的。

第七章　求医更要求己

心脏病人应按照生物钟的规律作息。违背了生物钟会伤害身体。研究表明，中午午睡的人比不午睡的人，心肌梗死、心脏病发病几率少三分之一。

1. 春寒料峭更要注意护心、护脑

心脑血管病一年四季都可以复发，但春季是多事之秋，初春季节，天气变化无常，特别是3~4月份，是心脑血管病的高发期，心脑血管病患者对骤然升降的气温的适应能力较差，体内的内分泌系统没有得到及时的调节，十分容易发病。

据统计，2007年3月，北京市红十字中心医院急诊室接诊了300多例心脑血管病患者，占内科急诊量的1/3。

春季心血管疾病高发有3个原因：

一是这个时期虽然已经入春，但气温还很低，且天气变化无常，忽冷忽热，容易引起血管痉挛，特别是老年人，血管弹性差，多数伴有血管硬化和血管狭窄，气候的突然变化常常会刺激血管痉挛而引起心肌供血减少，严重的会诱发心绞痛、心肌梗死。

二是冬天人们一般多在室内活动多，室外活动少，随着气候的转暖，人们的户外活动增多，心肌耗氧量也随之增加。有的老年人，特别是患有心血管病的人，心脏对由静止期到活动期的负荷量耐受性一时不适应，加上有的对活动量掌握得不好，活动度过大，容易诱发心绞痛或心梗。

三是人到老年，自身免疫功能下降，随着户外活动的增多，容易发生感冒、发烧、肺部感染等呼吸系统疾病，这些病又都会诱发或加重心血管疾病。

注意：

我国民间有"春捂秋冻，到老不生病"的说法。春天乍暖还寒，冷暖变化大，老年人不要过早脱棉衣，注意保暖，要多"捂一捂"；老年人户外活动要循序渐进，要选择适合老年人的活动项目，如散步、打太极拳等，运动量不要过大，每次活动的时间不要太长，一般每次以30分钟左右为宜，不要过于疲劳。尤其患有高血压、冠心病的患者要按时服药，注意调节生活方式，饮食要清淡、低脂、戒烟、限酒。不要吃刺激性的食物保证充足的睡眠，控制情绪波动；外出活动时要随身携带急救药盒，最好有家人陪同。患有冠心病等心血管病的老年人一旦出现病情不稳定或阵发性心绞痛，不论早晚，都要及时到医院就诊，千万不要拖延。

2. 夏天心要悠闲

仲夏是一年四季中"阳气"最盛的时节，按"天人合一""阴阳平衡"，的观点，这自然是一个容易患病的时节。

仲夏时，心脑血管病人，尤其是老年心脑血管病人有三高，即中暑发病高、脑卒中发病高、冠心病事件发病高。

正常人体有完善的体温调节机能，天冷时通过肌肉张力增加使产热增多，体表血管收缩使散热减少。

天热时，通过出汗蒸发散热，又通过心跳加快，皮肤血管扩张使体表血液循环加快，辐射散热增多，因此不论外界温度怎样变化，人体体温是恒定的，当然还需要配合衣服的增减。

冬天由于寒冷使血管收缩，血压升高，容易脑出血；夏季，尤其在气温、湿度都高的"桑拿天",因出汗多,血液浓缩,血黏度高,可造成脑血栓及心肌梗死增多。那么,是什么原因造成的呢?

(1)天气炎热,机体为了散热,皮肤血管扩张,容易造成内脏缺血,同时机体为了散热,也使心跳加快,血液循环加快,又增加了心脏的负担。

(2)夏季闷热很多人容易心理"中暑",具体表现为:心情不好、烦闷,浑身难受,吃不下饭,睡不好觉。这种心理"中暑",会导致交感神经兴奋,也会加重心脏负担。研究表明:人在心情不好,或与人着急生气时,体温会上升。情绪激动会使体温增高1℃~2℃,从而加重心脏负担。

(3)由于天气炎热,很多人还会一次吃很多的冷饮。冷饮一下子从食管进入胃,因为体内食管与心脏位置相近,食道在心脏的后部,胃在心脏的底部。一下进食大量的冷饮,等于让心脏处在一种冰冷的状况。血管收缩,很容易造成心肌缺血,从而引发心肌梗死。曾有一位29岁的青年人,一次下班后豪饮冰啤1.5升,仅半小时后就因心梗死亡。

(4)夏季洗澡温度适中,不能过热也不能过冷。42度以上的热水有一种抗凝作用。洗澡时有可能引发脑出血。但是若用冰冷的水洗澡也不行,也容易使血管收缩,血压升高。所以不管洗头还是洗脚,温度都应该适中。

总之,在夏天,因为天热,会加快心率,就应该多保护心脏。若不注意情绪、饮食、生活习惯等方面,更加容易引发,心、脑血管疾病。

3. 夏季如何做好日常保健

首先,心脏病人应按照生物钟的规律作息。违背了生物钟会伤害身体。古人说,夏三月应该晚卧早起。也就是说,晚点睡觉、早点起床。另外,中午午睡,才能保证下午有个好精神。研究表明，中午午睡的人比不午睡的人，心肌梗死、心脏病发病几率少三分之一。因为人从早上起床后，血压就逐步升高，睡午觉就可以使血压降下来，有一个低谷。若不睡午觉，那么人体一整天都处在血压升高的状况，可一直持续到晚上睡前八九点钟。

其次，夏季要多喝水。中老年人本身血黏度比较高，在一天中，天亮时人体血黏度最高，因为经过一晚上的睡眠，人体内的水分会减少约600毫升，天亮时候水分达到最低，因此，夏天起床后的第一件事就是喝水，半夜醒来也可以喝点水。在空腹的时候喝水，10分钟后就被人体吸收了。另外，夏季还可以多补充一些防暑降温的水果，如西瓜等水分比较充足的水果。

既然夏天要保持足够的水分，那如何才能检查自己是否缺水呢？有一个最简单的办法，就是看晨尿。若尿又少又黄，就说明缺水。缺水对人体肾脏、心脏危害很大。人体的代谢产物都是肾脏排泄出去的，其中就需要用水来溶解。如果水分不够，肾脏就需要反复地浓缩尿液，易导致肾脏负担过重。水分不足，人体血黏度增高，容易造成心肌缺血，伤害心脏。因此，除三餐外，每天喝1500毫升水，是对肾脏也是对心脏最好的保护。

夏季还要多补充一些维生素、纤维素、矿物质，这些营养元素主要从日常食物中补充。我们提倡补充维生素，并不是说维生素越多越好，而要把握一个量的问题。对于老人、怀孕的妇女、手术后病人，补充一些营养药片是可以的，关键在于你缺不缺，不必人人都补维生素。

提示：

晨起一杯水、睡前一杯水应作为保健常规。特别要注意清晨醒来时的第一次尿色，如淡黄清亮表示体内水分充足，如量少深黄表示体内水分不足，应及时补充。

4. 秋风红叶话秋补

天高云淡，金风送爽，月明风清，桂花飘香。重阳节前后，人们登高望远，遍插茱萸，饮菊花酒，吃桂花糕，正是平分秋色的大好时光。

但此后，与春夏阳气上升不同，随着阳光日照时间的缩短，阴气渐增，秋天显出了自己的特色。秋，带有几分肃杀，"萧瑟秋风今又是"；又有几分悲凉，"万里悲秋常作客"；还有几分忧郁，"秋风秋雨愁煞人"。

古人造字精彩绝伦，把"秋"字加上"心"变成"愁"字，意指秋天的心情常有"愁"滋味。事实正是这样，这与不久前美国哈佛大学医学院提出的秋天光照的减少与季节性情感抑郁症有关，并可用人造日光给予治疗的结论不谋而合，几乎如出一辙，不同的是中国人的发现要比西方人早4000年左右。

5. 人体生理与廿四节气

古人说"春夏养阳，秋冬养阴"，就是告诉人们，一叶知秋，要早做准备，及早"养阴"。

春夏秋冬，四时交替。古人根据太阳在黄道上的位置，将全年分为二十四个节气，表明气候、物候、人体生理的变化规律，用以指导农业生产和养生保健，至今仍有重要实用价值，是我国古代杰出的科学成就之一。

秋季6个节气是：立秋、处暑、白露、秋分、寒露、霜降，表示气候由热转凉进入"阳消阴长"过渡期，位置也从处于太阳黄经的135度逐渐转至225度，气温也由"立秋"时秋高气爽转至"霜降"时最低气温0℃左右的"露凝结为霜而下降"。古人认为"霜者丧也，阴气所凝，其气惨毒，物皆丧也"，所以将丧夫的妇女称为遗孀。

从现代医学角度看，秋季及初冬的气候特点是：光照减少，

日短夜长，仅9月份，光照就减少7.5分钟；气温下降，温差增大，北京地区日夜温差达11℃~15℃；空气干燥，湿度偏低，湿度仅30%左右。自然的变化使人体也发生相应变化：万物凋零，秋风肃杀，让人徒生悲凉、抑郁之感；气温下降，四肢，尤其足部远端毛细血管收缩，皮肤温度下降；血压升高，血黏度增高，代谢增高，心脏耗氧增多，易促发心脑血管疾病。气温下降及空气干燥会降低呼吸道黏膜抵抗力，细小支气管阻力增加，黏膜纤毛运动减少，使感冒、支气管炎、哮喘增多。同时腹部及背部受寒也会诱使胃炎、溃疡发作。总之，人体机能发生全面相应变化：血管收缩，血压上升，血黏度增高，代谢加快，产能增多。机体需要补充更多食物和能量，以提高耐寒和抗病能力。在动物界，动物贮存食物，进食增多，体毛变细变密，长秋膘，都是为了过冬做准备。

6. 补充营养，增强免疫力

人体在外界气温21℃~23℃时，感觉最舒适，四肢温暖。秋冬气温下降后，为维持体温，一面使四肢小血管收缩，减少散热，一面增高体内代谢率，增加产热，因此需要更多食物和热量供给。多吃什么呢？米面、肉蛋，还是蔬果？生理学研究表明：蛋白质有一种"特殊热动力效应"，即摄入蛋白质后，有30%~40%的热量要消耗放出，而糖类为4%~5%，脂肪为5%~6%。简单说来，就是吃肉后，身体会觉得暖和，不怕冷，尤其在餐后的3~4小时及10小时左右最明显。同时，吃肉会使酪氨酸转化成肾上腺素、去甲肾上腺素和多巴胺，人觉得精神、兴奋、有气力。当然，秋补的营养应当是7种营养素全面均衡才能提高体质、体能及免疫力。我国神舟六号飞船航天员的食谱中每天有3次牛奶，早晚为牛奶，中午是酸奶（可以改善肠道菌群状态，帮助消化，又不因晚间饮用而伤害牙齿），是十分科学合理的。

7. "秋冻"适应，提高耐寒力

"秋冻"适应，提高耐寒力，耐寒力分"冷适应"与"冷习服"。前者需2~4周时间，后者需几代人。"春捂秋冻"即是聪明的古人从实践中总结出来的科学的冷适应。

同样的寒冷天气，人体的反应大不一样。有人严冬冬泳，精神振奋，面色红润，有人稍一吹风，即感冒肺炎。爱斯基摩人在皑皑白雪中，以冰块筑屋，其乐融融，而前几年一次寒流袭击印、巴等国，气温降至零下50℃时，竟有许多人被冻死。其原因是人体的耐寒力不同。

2000多年前，《黄帝内经·素问》指出："四时阴阳者，万物之根本。""圣人春夏养阳、秋冬养阴，以从其根? 并提倡要"早卧早起，心肌俱兴"。在晚秋"月落乌啼霜满天"时，不应忙着加衣服，要顺应"秋天阴精内蓄阳气内收"的养生需要。从现代医学讲，就是通过"冷适应"使机体从大脑皮层到交感、副交感神经，代谢内分泌系统充分调动起来，协调起来，和谐运行，不仅产热增多，散热减少而且免疫力增强，代偿力增强。具体来说，冷空气使鼻、咽、口腔黏膜毛细血管收缩，气管黏膜纤毛运动减弱，抵抗力下降，很容易感染细菌病毒，但冷适应后，这种应激反应减弱或不明显。一旦真正着凉，也可用热水泡手脚和洗脸，吃热汤面或中药，使鼻咽部毛细血管扩张，血循环改善来保护。

8. 运动健身体，冬练防误区

为什么冬季心脑血管病容易发作?

（1）身体在低温状态下，外围的血管会收缩，造成血管阻力及血压的上升，而且心脏负荷增加，增加脑出血和心肌梗死发作的机会;

（2）由于寒冷而颤抖，身体消耗能量以产生热量，心脏必须作更大的功能，增加心肌梗死发作的机会;

（3）寒冷的时候，活动量减少，包括脑、心肌、内脏血液灌流量因而减少；

（4）冬季因排汗减少，水喝得也比较少，尤其老年人口渴的感觉差，常见水分摄取不足、血液黏稠度增加、血管阻力及血压上升、血栓也容易形成，增加脑梗死和心肌梗死发作的机会；

（5）冬季容易罹患呼吸系统的毛病，例如上呼吸道感染，支气管炎、肺炎、气喘，都会加重原有心脑血管疾病的病情。

此外，清晨起床后，人体肠胃是空的，吸收水分快，补水效果好，喝一杯白开水（尤其是凉白开水），能帮助血液恢复正常的生理功能，消除体内新陈代谢的余物，同时减少心脑血管病症的发生。

深秋初冬，天气乍寒，尤其是大风过境，寒流降温时，一些人对寒冷的"应激反应"强烈，表现为交感神经兴奋，血压升高，心率加快，皮肤微小血管收缩，容易造成心脑血管意外。一般经过4~6周后，进入真正的冬天，机体适应了低温，反倒相对安全多了，这就是"冷习服"过程。

据北京市74万心脑血管病10年监测结果显示，北京市的急性心肌梗死与脑卒中都是与平均温度呈典型逆相关，即平均温度越低，则急性心肌梗死与脑卒中发病率越高。研究表明：当从室内走到室外，受0℃以下的冷空气直吹面部，可立即引起冠状动脉痉挛和血压升高，造成心绞痛发作。因此除作好戴帽、围巾、手套等保暖防护外，过冷的天气，患心脑血管病的老人不宜外出。另外风力可加大低温的致冷效应，也应同时考虑。

按生物钟现象，人体在下午4~6时心血管功能处于最佳状态，其次为上午10时以后，最差是凌晨6~9时。因此，如果健康状况良好，则一天的任何时候运动都可以，如果有心血管疾病，如高血压、冠心病、心绞痛、心功能不全则宜选在下午4~6时活动，或在上午10时以后外出，尽量不要凌晨冬练，因为这时交感神经张力急剧升高，心血管负担最重。大雾天气不仅空气污染重，且湿度过高也使空气中氧含量相对变少也不宜晨练。

冷天本已使机体耗氧量增多，凌晨又是危险时刻。因此这时候的运动量要相应减少，不然容易使有氧运动变成无氧运动，结果适得其反。

提高机体防寒能力的饮食原则是高蛋白、高热量及充足水分。蛋白质有一种特殊热动力作用，使机体不怕冷。充足的水分能保证机体有良好周围循环，不易冻伤。老年人应当避免面部暴露在0℃以下的冷空气中，因为冷空气可立即引起冠状动脉痉挛和血压升高，造成心绞痛发作。我们就曾遇到过冷天铲雪诱发急性心肌梗死的病人。因此，老年人要戴好帽子、围巾、手套再外出，别怕麻烦。

提示：

老年人，尤其是合并心血管病患者要谨防心性猝死，其中最常见的就是"冬日猝死三联症"，即"冬天、凌晨、扫雪"，这三者的每一项都是增加心肌耗氧的。如果合并在一起，就构成很大的危险，切须注意，谨防万一。

9. 过节放松要适度

古代的"节"，本义指竹子的竹节，一节更比一节高，"芳林新叶催老叶，清流前波让后波"，有一种乐观向上的寓意。但现在，在浮躁心态和亢奋心理的影响下，有些变样了。一些人过节变成了过累，得了"节日病"；而放松又演变成了放纵，易放难收；节后疲惫不堪，得了"节后综合征"，与节日的初衷大相径庭。

君不见，暴饮暴食，喝出了胆囊炎、胰腺炎；过度疲劳，累出了心脑血管疾病；在外不洁饮食，吃出了肠炎、肝炎；出入人多拥挤的场所，挤出了流感；长时间打麻将不活动，坐出静脉血栓，还有的甚至猝死……节假日是旅游休闲的佳期，同时也成了意外伤害和疾病的高发期。

10. 麻将娱乐别较劲

打麻将可以忘记读书，读书可以忘记打麻将。

清末名士梁启超曾说，唯有打麻将可使人忘掉读书，也唯有读书可使人忘掉打麻将。麻将的厉害可见一斑。在麻将桌前人同样能分成几种：

第一种人吹胡子瞪眼睛。嫌别人出牌慢，嫌别人技术不好，不按牌理出牌。输急了就骂人，不认账，要赖。

第二种人六亲不认。牌桌上不讲年龄，不讲辈分，眼中只有"麻理"，就是父母兄妹、大人小孩在一起玩，也常常争得面红耳赤。

第三种人鞠躬尽瘁。他们打牌时精神高度紧张，专心看着别人家，死命盯住下家，谁也别想占他半点便宜。

第四种人不赢不行。只要他一赢，马上就说不打了。一输就眼红心急，谁也不能走，咸鱼不翻身就绝不罢休。

第五种人是聪明人。自己的技术不错，常常能够难得糊涂，自己输让别人赢，哄他们开心。这个人心里很明白，知道打麻将就是大家坐在一起乐一乐。

适度地打点麻将，可以活动大脑，沟通情感，不过要注意劳逸结合，遵守一些健康准则。

首先，别长时间待在麻将桌上，防止过度劳累。最好每玩上一两圈，就有意识地站起来活动，喝喝水，上上厕所，转移一下注意力。注意脑力活动和体力活动结合，还可以穿插着安排户外活动。

其次，要保持平和心态。玩就是玩，玩为了放松心情，增强亲友之间的感情沟通，而不是争一时的输赢。因此，玩的时候千万不要太认真较劲，避免激动和过度兴奋，更不要生气、争吵、恼怒。

最后，别忘记原有疾病的治疗。如患有高血压、糖尿病、动脉硬化、冠心病等，即使症状不明显，也不能掉以轻心，节日期间不可间断治疗。

11. 缺什么，别缺觉

剥夺睡眠就是剥夺健康，增加体重就是增加危险。过节时，人们吃喝、聚会、搓麻、吸烟，追求刺激、放纵欲望、通宵达旦、乐此不疲，首先侵占的是生命的基础——睡眠。人只有在睡眠时，机体的细胞才能进行结构修复和能量储存，以恢复正常功能。失去了睡眠，就是失去了健康，细胞就亚健康，人体就亚健康。没有一个睡眠不足的人会成为身心健康的人。儿童缺乏睡眠会使夜间生长激素分泌减少，影响骨骼和肌肉的生长发育。

而越来越多的证据表明，缺乏睡眠还与人的糖尿病、心脏病高发有关。20世纪50年代的前苏联进行一项动物实验：用电刺激使年幼猕猴夜间难以入睡，它会产生烦躁、脱毛、消化不良、神经官能症等症状，这只小猴子在4岁时就猝死，尸检证明乃急性心肌梗死。英国《泰晤士报》有文章说：睡眠不足严重影响儿童学业，睡眠充足的学童中约有4/5的学业成绩为A和B，而睡眠较少的学生获得较低分数的可能性较大。国家卫生研究院全国睡眠失调研究中心指出，儿童和青少年每天至少应睡9个小时。学龄前儿童需睡10~12小时，成人应睡8小时。在英国几乎2/3的儿童睡眠不足，这使他们变得多动和烦躁，而且常在课堂上打盹。

成人缺觉危害更大，整夜娱乐，乐极生悲，实际上就是透支健康，提前死亡。去年，一位24岁的韩国男子连续上网80小时，突然死于肺栓塞。缺觉可以造成人体数十种症状和痛苦，诱发许多严重疾病。美国国家公路交通安全管理局估计，美国每年有10万余次交通事故与司机睡眠不足有关，其危害不亚于酒后开车。

12. 多什么，别多吃

从公共卫生学的观点看，缺觉的另一大危害是使人多食。多食使人体重增加，形成苹果型肥胖和胰岛素抵抗，可进一步使糖尿病、脂肪肝、冠心病、脑卒中的发病率和病死率增加。美国一个大学教授发现，健康的年轻男子在连续两天熬夜后（每晚睡4小时），他们血中的瘦素水平下降18%，而事实证明腰带越长，寿命越短。因此，过节一定别过累，别过食，身体放松但行为别放纵，不要让醉酒、冠心病、急性胃肠炎、胰腺炎破坏了节日的祥和。古人有言："起居有时，饮食有节，作息有序，适者有寿。"

13. 入席少饮酒

酒是一把双刃剑，特别是那些男人，平时有泪不轻弹，有话不爱说，几杯酒下肚，几分钟前还是陌生人，转眼就能称兄道弟，吆五喝六了。过节时，亲朋相聚，推杯换盏，"酒逢知己千杯少"，平时的谦虚君子这时也要"一醉方休"。结果"感情深，一口闷；感情铁，喝出血"，很容易从"君子"、"孔雀"坐直通车直达"狮子"、"猴子"阶段。举止失态，行为粗鲁，"酒杯一端，政策放宽"，甚至到"蠢猪"阶段，语无伦次，东歪西倒，呕吐昏睡，把欢乐的节日气氛破坏殆尽，实在是得不偿失。

但少量喝酒对身体确实有益，而且在节日，在传统文化中，酒又是友情和亲情的媒介。实在没办法不喝白酒时，可以适当喝一点红酒或啤酒。但千万记得别过量，过量喝酒，一伤身体，二损形象，三伤感情，有百害而无一利。

14. 闲来多品茶

一杯在手，清香满室，清汤绿叶，栩栩如生。闻香观色，融诗情画意于一杯，给人一种清新淡定、心旷神怡的感觉。茶叶中的咖啡因能兴奋大脑皮层（50~200毫克即起作用，每杯茶约含100

毫克咖啡因），使人精神兴奋，思维活跃，消除疲乏。

茶能使人清醒，令人保持理智、敏捷的思维和自控能力，使人睿智而更有风度，与酒后大脑皮层抑制、皮层下中枢兴奋性释放而致自控力下降、行为失常、粗鲁无礼有本质区别。因此，当一个人心情抑郁苦闷时，不该"举杯消愁愁更愁"，而应当通过品茗的"正、清、和、静"的内心自省，亲人友人的促膝谈心和心灵交流来改善和疏解。

15. 细节决定健康

清晨的健康警告

许多人总认为自己身体好，不少人早上起来，有时觉得很难受，却没把它当回事。这样的例子在临床很多。不少病人在疾病暴发之前，根本不知道自己有心脏病。比如有一个病人，早上起来感觉有点难受，他以为挺一挺就过去了，就开车上路了。开了将近半个多小时，感觉更难受了，胸闷，浑身出冷汗，没劲。他把车停在旁边，躺在后座休息将近一刻钟，觉得身体还是不舒服，憋得慌，就勉强把车开回家。到家以后发现还是不行，胸口疼，疼得不行，这才想起上医院。结果开车到医院，就心脏骤停了，立刻进行抢救。事后他才知道，自己得的是急性心肌梗死，病情十分严重。现在他一谈起这个病，还感到有点后怕。他说以前就是感觉胸闷，胸疼，平时也没怎么注意，觉得只是一点小毛病，而自己身体素质挺好，没想到会这么严重。

其实像他这种情况的人并不在少数。有人只是偶然觉得活动后或饱餐后胸部闷痛不适，出气有点费劲，但几分钟就过去了。有人觉得身体壮，难受、胸闷不算回事，有点小毛病一扛就过去了，却不知不觉酿成了大祸。

而且早上似乎给人一种错觉，觉得浑身有一点不对劲，可能是因为睡得不好，或者是起床太猛，往往就忽略这种不适的感觉。

提示：

中年人尤其是男性要注意早上这段时间有没有胸闷、胸痛，感觉难受，是不是一休息就见好。如果有这种情况，不论休息后是否好转，最好都要上医院检查一下，以排除隐患。

清晨是发病高峰期

研究发现，在清晨这个时间段，心脑血管病发病率最高，比其他的时间要高出50%，所以有些外国专家把清晨叫做魔鬼时间。就是说，这个时间段对于心脑血管患者来说，死神容易找上门来。

这是一种规律性现象。什么规律呢？就是人体的一个生物钟、一个节律。人体的生理心理变化跟外界的环境、日出日落、白天黑夜有关系。每当旭日初升的时候，交感神经一兴奋，心跳加快，血压也上升，心肌耗氧量就增多。因为我们白天要干活、要工作，所以只要太阳升起，心肌耗氧就多了；太阳下山，慢慢就减少了。另外，像周末和星期一这几天心肌耗氧也多，因为生活不规律了，暴饮暴食、活动多、熬夜，星期一又要上班了。还有就是一年四季中，冬天很冷，血管收缩，血压升高，脑出血就多；夏天酷暑的时候很热，出汗很多，血液浓缩，血黏度高，脑血栓和急性心肌梗死也会增多。尤其是夏初天气突然变热，机体一时未能充分适应，更容易发生意外。

一天当中，血压一般到上午10点、11点左右到了高峰；到12点吃饭、休息，一会儿血压就下来；到晚上6~8点回家事多，又是一个小高峰；到夜里10点、12点以后、2点处在最低。人的整体功能最佳状态都是下午，在3点、4点，4~5点时最活跃，所以国外很多重要会议都在下午开。

此外，我们一夜没有喝水了，但是夜间呼吸、出汗和泌尿也在丢失水分，一夜8小时失水600~700毫升，因此血液黏度在夜里越来越高，在天亮的时候达到了最高的程度。因此早上醒来的第一件事，应当是喝一杯凉开水，空腹时喝水10分钟就吸收了，血黏度随之下降。

憋尿造成的血压猛升

有个动物实验，从尿道向动物的膀胱中注入生理盐水，使膀胱充盈，膀胱壁处于紧张状态，同时监测动物的血压，结果血压迅速上升。这是因为膀胱壁张力增高后，反射性地引起血压升高。

排尿时产生的意识丧失大都是排尿过程中出现的低血压所致。这种现象都发生在男性身上，女性几乎没有。因为女性排尿都是下蹲姿势，而且女性膀胱壁对张力增加的反应不像男性那么敏感。

排尿时血压波动多数发生在夜间。因为人在夜间一般都要把尿憋到最大限度，容易引起膀胱反射。特别到了冬季，天寒地冻，不到万不得已，谁也不愿起来排尿，结果就使卫生间事件增多。

当心"卫生间事件"

人在排便时屏住呼吸用力，血压急剧波动，可能使血压急剧上升。强烈屏气，会使心脑血管事件增加甚至让人猝死在厕所里。老年人常常大便干燥，这时千万不可过度用力屏气。有位老人，身上正带着动态心电图记录仪，猝死在厕所后医生解读心动图时发现，他人在厕所时心律整齐，72次/分。在他第一次屏气时，心率降到42次/分。当时他感到头晕，就放松屏气，马上心率又恢复到70次/分。当他再度屏气，心率又降至40次/分，很快就变成30次/分的室性自搏，随后就心脏停搏猝死。

老年人猝死厕所并不少见，便秘者一定要小心。大家知道，梅兰芳，著名京剧表演艺术家，心肌梗死第八天，大便后猝死，死在北京阜外医院。胡耀邦同志，心肌梗死，也是第八天大便后猝死在医院的洗手间。我国相声表演艺术家马季也是在卫生间马桶上猝死……

大便决定生死

中老年人每天保持大便通畅，可减少癌症，减少心血管疾病。美国做了一个研究，发现美国人食物比较精细，两天一次大便，有人三天一次大便。而非洲人呢，粗茶淡饭，一天两次大便，有人一天三次。结果美国人得乳腺癌、结肠癌、直肠癌的是非洲人的4~6倍。为什么呢？这就是因为大便在肠道里淤积，毒素增多，癌症就相应增多。因此，通大便非常重要。

低血压要小心应对

一些男性或者因为身体状况不佳，或者因为药物副作用，排尿时常出现应激性反应低血压，在排尿时或排尿后头晕、意识减弱，意识丧失，甚至摔倒，症状与轻度脑卒中或心跳过缓引起脑供血不足相似。因为排尿性低血压的摔倒多是在无意识状态下发生的，当事人难免会受伤，一些老年人甚至出现骨折、脑外伤出血，因此本人及家属都要注意预防。上厕所时尽量有人陪同，或当事人小便时能够保持清醒。

排便时不要着急，要集中精力，精神放松，慢慢地进行，老年人应该预防便秘，一旦便秘要及时治疗。要尽可能地做到卫生间的保暖或在卧室使用尿壶来回避寒冷的卫生间。

为了减少夜间的尿量，晚餐过后，特别是睡前1小时之内，要减少饮水量。另外，务必保持卧室的温暖。卧室过于寒冷，或卧具不合适，被子小或薄，褥子太薄，都会使人越睡越冷。人受到冷的刺激后，脑垂体分泌的抗利尿激素减少，尿量增加。所以睡觉时环境温暖也是预防卫生间事件的一个手段。

另外，可以安装坐式便器，增加扶手，让行动不便的人使用尿壶。

若是由于药物副作用引起排尿性低血压，应立即请大夫更换药物。

小心沐浴会伴行高血压

日本曾经有过高血压患者死于沐浴的报道，但欧美国家却几乎没有。高血压患者沐浴是不是真有危险呢？其实沐浴本身并没有危险。危险主要来自一些不适当的沐浴方式。譬如浴缸的式样和大小、浴室的温度和水的温度，都会对血压产生影响。

如果浴缸小而深（浴缸长度小于1米），水对心脏的压力就大，血压就会上升。浴室的温度与居室的温度相同或接近时，人来回走动就不会觉得寒冷，血压就平稳。中国人绝大多数是使用淋浴，浴缸的问题较少遇到，但浴室温度普遍偏低，而且与居室的温度相差较大，容易引起血压波动，导致心脑血管事件发生。

适中的洗澡水温度

洗澡水对皮肤过热或过冷的刺激，都会导致血压升高。

洗澡水的温度多少才合适呢？一般认为42℃以下都是可以的，超过42℃后，易患脑出血。因为人的皮肤受到刺激，血压升高。专门研究表明，这时候体内凝血功能下降，伴出血现象。当走出浴室遇到寒冷的刺激，血管收缩，引起血压上升，血压波动引发并发症的几率也增多。

浴室的温度冬季和夏季应该有些不同。冬季寒冷，浴室温度要维持在摄氏20°左右，这样进入浴室才不会觉得寒冷。水的温度应该不烫也不冷，在37℃~38℃就可以，最合适的温度在39℃~40℃。夏季的气温高，浴室的温度多在25℃以上，如果水的温度过高，可使人出现脱水现象。最合适的水温与体温接近，在36℃~38℃。还要注意浴室的通风，防止疾病的发生。

16. 脑血管病患者出院后自我治疗六注意

脑血管病患者急性期经医院治疗，病情稳定好转出院后，脑血管病仍有再次发作的可能，而且大多数脑血管病患者仍留有部分功能障碍，因此出院后应学会自我调理。

（1）注意休息、生活规律、适当运动：根据患者年龄、体力、病情及合并症等情况，制定自己的运动方式，加强受损部分的功能锻炼。

（2）控制情绪：避免情绪激动、精神紧张，学会放松，避免不良刺激，因为精神紧张可使患者血中儿茶酚胺、肾上腺素乱等血管活性物质分泌增多，血管收缩，血压升高，从而导致脑血管病的复发。

（3）节制饮食，控制体重：饮食以清淡为宜，多进食蔬菜、水果和含纤维素较多的食物，糖尿病患者要严格控制饮食和血糖，戒烟戒酒。

（4）注意防寒，避免受冷：寒冷可导致患者血管痉挛，血液中纤维蛋白增加，血黏稠度增高，极易诱发脑血管病复发。

（5）按时用药，定期复查：高血压病、糖尿病患者要规律用药，在控制血压的基础上应用抗血小板聚集药物，如阿司匹林等，但脑出血患者要想血肿完全吸收，病情稳定，应在医师指导下服用预防脑血管病复发药物，定期去医院复查，及时控制危险因素。

（6）由于脑血管病有很高的复发性，所以应了解脑血管病的发作先兆以及脑血管病的表现，早发现，早治疗，以免延误治疗时机。

17. 脑血管病患者生活护理常识

脑血管病患者如何测体温

先将体温表调到35℃以下，将水银端置于健侧腋窝深处，同时保证水银头在腋窝正中，上臂夹紧体温表，使之与皮肤直接接触，如腋下有汗，需擦干后再测量。测量时间为8~10分钟，要避光查看体温表度数。正常人体温为36℃~37.3℃，若37.4℃~38℃为低热，38.1℃～39℃为中等发热，39.1℃～41℃为高热，41℃及以上则为超高热。脑血管病偏瘫患者健侧与患侧的腋温略有差别，因此瘫痪患者应在健侧测量体温。

怎样给脑血管病患者测血压？

有脑血管病患者的家庭，应备有血压计，家属应掌握测量血压的方法及能判断血压正常与否。测血压时，患者应平卧于床上，先观察水银柱是否在原位，然后将袖带内空气驱尽。脑血管病患者露出健侧手臂上端，测血压时手掌向上平放，血压计需与患者被测的上臂、心脏处于同一水平面上。将血压计袖带平整无褶、松紧适宜地缠在手臂肘窝上3cm处，塞好袖带末端，开启水银槽开关。戴上听诊器，将其置于肘窝肱动脉处，另一手握住橡皮球，关紧气门慢慢充气，到肱动脉搏动消失，再向上打气20mmHg，然后松开气门，注视水银柱慢慢下降。当听到第一声搏动时，所见水银柱刻度即为收缩压，听见搏动声变弱或消失的刻度，即为舒张压。

怎样帮助卧床的患者翻身？

操作者站在患者欲转向的床侧，将患者远侧的手放在胸前、远侧脚放于近侧脚上，操作者面对床，双脚前后分开站在患者腰部前面，一手置于患者肩部，一手置于髋部。操作者将重心由前脚移至后脚时，使患者翻向操作者一侧。此时操作者需向下蹲，并用肘部阻止患者继续转动。用此法翻动患者，操作者的重心越低，姿势越平衡，且屈膝的姿势比弯腰的姿势更省力些。

怎样帮助脑血管病患者更换衣服？

脑血管病患者常有肢体活动障碍及精神症状，故在衣着选择及更换上有特殊性。患者夏季衣着宜用丝绸或棉布制成，尽可能采用对襟开扣式，纽扣尽量少，方便穿脱。冬季老年患者即使睡眠时也不宜只穿单衣,应穿棉毛衫或羊毛衫,起床时应立即穿上衣服。冬季的棉衣,如自己缝制,可在肩胛、膝关节处加厚。在更换衣服时,应先脱健侧肢体,再脱患侧肢体,穿衣时相反,应先穿患侧,再穿健侧肢体。

怎样帮助卒中患者洗澡?

(1)地面要防滑,最好在浴室内安装扶手,调节好浴室温度。

(2)水温适宜,一般在40℃以下,不可过高,以免脉搏加快,加重心脏负担,使血压升高。

(3)洗澡方式最好选用坐浴,一般水位平脐高即可。

(4)洗澡时间不宜过长,最好在30分钟内洗完。

(5)洗澡后患者一定要安静休息30分钟。

如何为瘫痪患者床上洗头?

(1)准备一个大盆,大盆内倒扣一个搪瓷脸盆,上垫毛巾。

(2)协助患者仰卧床上,头部移到床外,枕到脸盆上,颈部用毛巾包好,用棉球将患者双耳塞住。

(3)用水壶倒水清洗患者头发,湿透后使用洗发膏,双手充分搓揉头发后,用水冲净,擦干头发,清理用物。

(4)洗头时要关闭门窗,防止感冒。

怎样促进脑血管病患者的睡眠?

临睡前家属须为患者做好个人卫生及床铺清洁工作,有肢体功能障碍者,要协助患者翻身,用热水为患者洗脚,指导患者养成良好的生活和睡眠习惯,睡前不宜吃得过饱,不喝浓茶和咖啡。天气寒冷时,可在足部放热水袋,但要避免烫伤皮肤。必要时可服用适量安眠药,同时可给改善脑代谢功能的B族维生素类,有助于调整睡眠。家属要为患者创造良好的入睡环境,这样才有利于患者康复。

怎样帮助脑血管病患者服药?

对长期卧床的患者,在服药时须先将其头部枕起,不能扶起者则取侧卧位。药片过大则将其切小,吞咽困难或插有胃管者则按鼻饲法,将碾成粉末的药溶解后喂服。某些药物服用的先后也有讲究,如刺激食欲的健胃药应饭前服,助消化药饭后服,降糖药应在饭前服等。

哪些情况下需要做口腔护理及如何做口腔护理?

禁食患者、鼻饲患者、高烧患者以及口腔疾病患者,由于机体抵抗力降低,进食、饮水及刷牙活动减少,使细菌在口腔内大量繁殖,引起口臭、口腔局部炎症、溃疡、导致食欲下降、消化功能下降,所以均应进行口腔护理。

患者吞咽功能没有障碍,则能像健康人一样刷牙、漱口。如果患者吞咽功能有障碍,可用洁净纱布包住食指,蘸少量盐水湿到不滴水程度,为患者擦拭牙齿各面、舌及上腭部和颊部,避免触及软腭、咽部,以防恶心。脑血管病偏瘫患者,可使其面对操作者,将毛巾围于颌下,取一小碗放于口角旁协助患者刷牙。刷牙时应沿牙齿的纵向刷,牙齿的内、外、咬合面都要刷到,最后用吸水管吸温开水给患者漱口,每日2~3次。

怎样帮助吞咽困难的卒中患者进食?

吞咽困难的患者,首先在饮食上要以糊状食物为主,可购置一台搅拌器,把所需食物混在一起搅拌,煮成烂糊,分次食用。患者应少食多餐,进食时细嚼慢咽、防止噎食或呛咳,进食过程中不要与他人交谈。

有中枢性舌瘫或面瘫的患者,食物易从瘫痪侧口角流出或滞留在颊部,可在患者胸前放置毛巾或塑料布,卧位患者应取侧卧位,坐位时应将其头部偏向健侧,进食后应及时清洁口腔。

有意识障碍者，应请专业人员置管，在其指导下鼻饲，鼻饲液可为牛奶、豆浆、肉汤、鱼汤、菜汤及营养素等。

脑血管病患者发生褥疮如何进行护理?

(1)避免患者局部组织长期受压: 定时为患者翻身，减少局部组织压力。一般为每1~2小时翻身一次，侧卧位和平卧位交替，同时使用气垫、海绵垫等保护身体隆凸处和支持身体的空悬处。

(2)避免摩擦力和剪切力: 保持床褥平整无渣屑，避免拖、拉、推患者，平卧时防止患者下滑。

(3)避免局部潮湿等不良因素刺激，保持被褥的干燥、清洁，及时清理患者大小便，便后及时洗净擦干局部，可涂红霉素眼膏、凡士林软膏等，及时给患者擦干汗渍，被褥潮湿时要及时更换。定期为患者用水擦浴、全身按摩。

(4)促进血液循环: 长期卧床的患者要定时翻身，对受压部位进行局部按摩。家属可用掌跟处用力均匀地由外向内按摩、避免用力按摩压红皮肤，防止破溃。若局部红、肿、热且痛，可在红肿部位涂50%的红花乙醇，然后在四周做环形按摩，压力由轻到重，每日4次。

(5)处理水疱: 如局部水疱形成，可用碘酒消毒，再用无菌注射器抽吸疱内液体，然后覆盖无菌纱布，每日换药。已经破皮但表面新鲜红润的，可经消毒后贴一层新鲜鸡蛋内膜，再敷上无菌纱布，1~2天更换一次，直到创面愈合。创面严重深达肌肉者，则必须清创，剪除坏死的组织，促进肉芽生长，此时需请专业人员处理。

(6)增加机体营养，改善机体状况: 在病情允许的情况下，给患者进食高蛋白、高维生素的饮食，以增强机体抵抗力和组织修复能力。

脑血管病患者呕吐时应怎样护理？

呕吐时胃内容物不自主地经贲门、食管从口腔中冲出的现象，是脑血管病的常见症状。呕吐时患者会感觉到眩晕无力，须有人在身旁照顾及扶助，托住患者前额，使呕吐物吐入容器内。如患者仰卧，应将头偏向一侧，避免呕吐物呛入气管导致患者窒息及引起吸入性肺炎。呕吐后要为患者漱口，擦干汗液，更换污染衣服，整理床铺，使患者躺卧休息，并清理容器及周围环境。如患者呕吐出咖啡样胃内容物，是胃出血的表现，应立即去枕平卧，暂禁饮食，保留呕吐物送检，同时送医院急救。

躁动的脑血管病患者应如何护理？

脑血管病患者常因颅内出血、血肿形成、颅内压急剧增高或颅外因素，如呼吸不畅、尿潴留、大便干结等引起强烈排便反射、卧姿不适、衣服浸湿等情况，引起躁动。躁动患者首先要注意安全问题，因其躁动容易坠地受伤，所以在床铺两侧应加设护栏。因患者可能自伤，对躁动者应加强看护，但切忌强行约束，以防形成骨折。患者须勤剪指甲或者戴手套，以防抓伤皮肤。如患者需输液，应用夹板和绷带固定，注意松紧适度，防止阻碍血液循环和损伤皮肤。

脑血管病患者输液时手足肿了怎么办？

脑血管病患者往往反应很迟钝、神志不清，因此患者静脉输液时应多观察液体滴入是否通畅，避免肢体乱动，注意输液局部有无肿胀。如患者出现手足肿胀，可作局部热敷处理，热敷温度为50℃，热敷时间为20~30分钟，也可用硫酸镁溶于温水做湿热敷处理，还可用土豆切成2~3 mm薄片，敷于肿胀部位，2~3小时更换一次，效果更好。

扶助患者如厕应注意什么？

（1）对患者病情是否稳定要有正确的估计，比如，脑血栓患者须2~3周才可下床,脑出血者3~4周方可下床如厕。

(2)偏瘫伴四肢乏力者,须双人扶助,轻瘫者可单人扶助。扶助时应站在患者的健侧,患者以健侧扶着他人,带动患肢。

(3)为了避免因患者突然站立而发生低血压导致昏厥,下床如厕前先训练患者坐起、站立,然后在家属扶助下如厕。每个患者对扶助性支撑的需要有所不同,应尽可能鼓励和调动其潜力,不要去替代。

18. 脑血管病的家庭急救方法

有了症状不硬扛

对于心脑血管患者来说,发病也没关系,就是千万别耽误。也就是说,如果真的有症状了,就应该及时到医院看病。现实生活中,这样的教训很多,也让人痛心。有一个银行行长,在夜里两点钟胸骨后非常不舒服,但说不清楚,好像是憋气、呼气困难。这时他想和夫人说说,又想到夫人一天到晚很忙,不好意思去叫醒她。后来要打电话叫单位的车送他上医院,又觉得人家司机挺累的,不好意思去叫。一直到凌晨7点钟,才把夫人叫醒,说很难受。等司机再来送他们到医院的时候,已经上午9点钟了,再一看已经是心肌梗死出现了。在很多因为延误时间导致了严重后果的案例里面,有一个共同特点,就是他们太考虑别人的情感和自己的情感体验,就是不想打扰别人,而不相信自己的判断。有的病人明明知道自己情况严重,但他还是选择了走路、骑车,这就延误了宝贵的时间。这个时候就不要考虑太多情面的问题了。我们知道,心肌梗死后,心壁细胞坏死得很快,时间是非常宝贵的。从出现症状后立即到医院,3小时之内用上溶栓药,效果就有百分之七八十;拖到6小时,就只有百分之四五十或五六十了;到6小时以上,只有1/3有效了;到了12小时以后无效了。因此这个时候,每一分钟都是宝贵的,每一分钟都不能拖。

院外急救时间关系重大

从发病到送至指定医院治疗的这段时间称为院外急救时间，是卒中患者能否得到早期治疗、降低病死率、病残率的关键。能否快速到达医院，与患者联系的医疗机构有很大关系。其中通过呼叫"120"急救电话到达医院者最快，由急救中心救护车直接护送到有溶栓条件的医院可减少许多中间环节，是缩短卒中患者延迟诊治最主要的人为因素。

脑卒中急救四误区

误区一：惊慌失措——缺乏对脑血管病的认识，一遇到紧急情况，或惊叫，或悲哭，茫然不知所措。

误区二：野蛮搬运——有的病人家属为"抓紧"时间，抱起病人或背扛起病人就往医院跑，殊不知，这样的运送方式往往会加重病情。

误区三：错误应付——只顾及喊人回来帮忙或忙着把病人搬上床，还有的人盲目给病人喂水或饮料。

误区四：舍近求远——脑卒中病人早期处理一刻千金，必须分秒必争，有的家属只顾到有名气的医院而延误抢救时间。

脑卒中"报警症状"5个"突然"

脑卒中"即时行动"专家报告将"报警症状"为"5s"，提示卒中发生的警告。

（1）突然发生面瘫，上肢或下肢无力，尤其发生在一侧肢体时。

（2）突然发生意识混乱、语言障碍或理解障碍。

（3）突然发生单眼或双眼视力不清。

（4）突然发生行走困难、头晕、平衡或协调障碍。

（5）突然发生不明原因的剧烈头痛。

抢救处理六要素

正确抢救:

(1)应使病人仰卧,头肩部稍垫高,头偏向一侧,防止痰液或呕吐物回吸入气管造成窒息。如果病人口鼻中有呕吐物阻塞,应设法抠出,保持呼吸道通畅。

(2)解开病人领口纽扣、领带、裤带、胸罩,如有义齿也应取出。

(3)如果病人是清醒的,要注意安慰病人,缓解其紧张情绪。宜保持镇静,切勿慌乱,不要悲哭或晃动病人,避免造成病人的心理压力。

(4)拨打急救电话,寻求帮助,询问并听从医生指导进行处理。

(5)有条件者呼叫救护车来运送病人。若自行运送,在搬运病人时不要将病人扶直坐起,勿抱、拖、背、托病人。

(6)在没有医生明确诊断之前,切勿擅自做主给病人服用止血剂、安宫牛黄丸或其他药物。

5个细节帮助家属辨别患者是否发生脑血管意外

由于脑血管病具有突发性,危险性大,致死率、致残率高的特点,且脑血管意外的患者多数在日常工作或生活中突然发病,又没有医护人员在场,面对突然发病的患者,家属往往手足无措。因此,家属对脑血管病知识的了解程度,对及时发现脑血管病意外,使患者得到及时治疗十分重要。

(1)患者突然出现脑血管病的"报警症状":如口角歪斜,肢体无力,神志混乱,言语不清,复视或视物不清,头晕,协调障碍,突然发生剧烈头痛、神志不清甚至昏迷等。

(2)原有高血压病史:患者存在动脉硬化或原有脑血管病史,发病前血压波动大,尤其骤然升高时易出现脑出血。

(3)注意发病前的诱因:如用力过度,情绪激动,休息欠佳,或服用降压药过量，以及自行停用降压药等诱因都可引发脑血管意外。

（4）注意发病的进展过程：脑血管病都是急性发病，若患者病情进展快，而且很快出现头痛、呕吐、神志不清，应首先想到脑出血的发生。

（5）因受损部位不同，临床表现不一：要注意患者的非典型症状，如头晕、恶心、突然记忆力下降，不能读书及叫不上熟人的名字及用品的名字，言语混乱，都有可能发生了脑血管病。

家属发现患者发生脑血管疾病如何进行处理

家属如若发现患者发生了脑血管病，千万不要慌乱，一定要镇定，正确处理。

（1）尽快拨打急救电话，将患者快速、安全地送到具有溶栓治疗条件的医院。如果只有一位家属或亲友在场，应先将患者就地平卧，并使患者头偏向一侧，然后再打电话或叫人帮忙。应尽量就近治疗，如果不就近治疗，一方面耽误治疗时间，另一方面运送途中有可能引起病情恶化。

（2）在医护人员到来之前，尽量少搬动患者，禁止来回转动患者头部，松开患者衣裤，去枕平卧。若处理不当会使病情加剧，甚至死亡，比如早期搬动脑出血患者会加重出血，或使停止出血的血管再次出血，应该引起注意。

（3）患者如有呕吐，可稍抬高其头部，略后仰、偏侧，以便于呕吐物出来，避免窒息，或发生吸入性肺炎。如果患者神志不清或有义齿，应将义齿取出，以防吸入气管，造成窒息。

（4）患者由于身体活动困难，必须使身下被褥保持平整、清洁，定时给患者翻身，预防褥疮的发生。

（5）大部分脑血管病患者会出现尿失禁，但也有部分患者会出现尿潴留，膀胱胀满不能自行排尿，如充盈明显，应该尽快请医护人员插尿管排尿，千万不要用力挤压，以免膀胱破裂。

（6）最好请医院或者急救中心的救护车来，急救医师若怀疑患者为脑卒中，则患者第一瓶液体应给予生理盐水静脉滴注，如有条件，从怀疑卒中起就应给脑保护药，有缺氧的患者须尽快吸氧。到达医院后，家属应简明扼要地向医师介绍患者的基本情况，如怎么发病的，有无诱因（如生气、激怒、用力等），发病时有何表现，既往有何疾病，以利于医师做正确诊断，采取相应救治措施。

总之，抢救脑血管病意外患者时应掌握"就近就医、争分夺秒、减少颠簸、严密观察、及时诊治"的原则，避免发生不测。

怎样护送急性脑血管患者去医院

一旦家中有人发生了急性脑血管病，争取在较短时间将患者送往医院，在护送过程中应注意以下几点：

（1）注意体位：如需将患者从楼上搬到楼下，必须头部在上，脚在下，患者头稍偏向一侧，使口中分泌物或呕吐物能流出，避免吸入气管引起患者窒息或吸入性肺炎。

（2）避免震动：抬动患者时，注意把患者的头和肩一同托起，防止头颈部过度弯曲。

（3）严密观察：陪同人员在护送途中要观察患者的呼吸、脉搏等，并呼唤患者，观察意识有无及变化。

（4）直送急诊：应送往离住处最近医院的急诊科，以免延误抢救时机。

19. 冠心病心绞痛发作的家庭急救

初次发作心绞痛

（1）当出现心前区或胸骨后疼痛、不适时，要考虑冠心病发作。这时首先要停止活动，安静休息。有条件的可立即给予吸氧，以改善心肌缺血。

（2）当疼痛和不适逐渐减轻后，就近到医院就诊，含服缓解心绞痛的药物，如硝酸甘油、硝酸异山梨酯（消心痛）等药物，并随身携带这些药物。

20. 心血管疾病急救锦囊

随着心血管疾病发病率的不断提高，因心血管疾病发生猝死的患者也不断增加。这种由于心脏原因引起的无法预测的自然死亡就是心性猝死。心性猝死是在心脏的急性症状开始1小时内发生心搏骤停，从而导致脑血流的突然中断，出现意识丧失。这时患者如果能得到及时救治，就还有存活的机会。因此，一旦有人发生心搏骤停，周围的人在打电话呼叫急救的同时，要立即对患者施行急救。与此同时，掌握正确的急救方法也相当重要。

头部后仰下颌上抬

保持呼吸道通畅是救治心性猝死病人最重要的一步。因为一旦呼吸道堵塞，患者不能正常呼吸，其他急救措施也不会有好的效果。

保持呼吸道通畅的办法很简单，让患者头部向后仰，将其下颌上抬。具体方法是：让患者仰卧在平坦处，救护者跪在患者肩旁，让病人肩部位置与自己身体的正中线平齐。然后把一只手放在患者的额头上，使其头部稍向后仰。另一只手的中指和食指抵住患者的下颌，使颌部向上抬高，并及时清除患者口中、鼻内的分泌物。如果患者出现呕吐，或者呼吸道分泌物较多，应让患者头部偏向一侧，使呕吐物或分泌物尽量流出，以免进入呼吸道而堵塞呼吸道。

注意：如果患者有颈部受伤或骨折的可能，则要避免使他的头部过分往后仰。

检查呼吸

首先，在保持患者呼吸道通畅的前提下，将耳朵贴近患者的嘴和鼻子，听听患者有没有喘气声。其次，自己的脸部也能感觉到患者是否还有呼吸的气息。第三，观察患者胸部3~5秒钟，看看患者胸部是否有规则地上下起伏。如果三者同时存在，就可以断定患者存在呼吸。如果只有胸部起伏，但感觉不到从口鼻呼出的气息，则不能断定患者还有呼吸。

如果仍有呼吸，应使患者保持仰卧体位。

提示：

据统计，对于一个心搏骤停、呼吸停止的患者：如果不马上采取任何急救措施，4分钟后将有50%左右的患者失去生命，5分钟后将有75%的患者死去，到7分钟的时候，90%以上的患者都会死亡。但是如果我们在心跳、呼吸停止2分钟之内开始实施人工呼吸、心肺复苏，将有90%左右的患者可以获救。当然，随着开始实施急救时间的延长，患者的获救率则直线下降。

人工呼吸

如果确定患者呼吸停止，则应立即施行人工呼吸。人工呼吸方法很多，最有效的是口对口人工呼吸。如果救护者对这种方法有抵触感，可以在患者的嘴上盖一块纱布或薄手绢后，再施行急救。

具体做法：

在保持呼吸道通畅的前提下，用一只手捏住患者的鼻子，救护者深吸一口气后，将自己的嘴紧贴住患者的嘴，慢慢地将气全部吹进患者的嘴里，吹气的同时注意观察患者的胸部是否随着气体的吹入而逐渐膨胀起来。如果气体确实吹到肺里，胸部就会逐渐膨胀。如果患者的胸部不随着气体的吹入而膨胀，应检查呼吸道是否通畅及吹气时是否漏气，调整后再进行人工呼吸。人工呼吸的频率是单人每15秒呼吸2次，两人每5秒一次。

检查脉搏

在诸多检查方法中，我们应首选检查桡动脉的搏动情况。具体做法是：将患者手掌向上，救护者的食指、中指和无名指的指腹平放在患者手腕桡骨内侧（拇指侧的骨为桡骨），稍加用力，就能检查到患者的脉搏情况。

当桡动脉的脉搏很难触及时，可以触摸颈动脉来确认脉搏情况。救护者将中指与食指并拢放在患者颈部前喉结处，向耳下方（患者后背侧）移动手指，在由硬变软处，有一条沟，颈动脉就沿着这条沟而行。在沟内就能触摸到颈动脉的跳动。

心脏按压

救护者位于患者胸部旁边，两手手掌重叠，手指抬起，将朝下的手掌根部放在患者的心前区（胸骨下1/3部位偏左侧），垂直往下按压，按压幅度为3~5厘米，按压后放松，但手掌不要离开患者胸部。当患者胸部恢复原状时，再次往下按压，重复频率为每分钟80~100次。注意：每次按压的间隔时间应尽可能保持相同，如此重复多次。

心肺复苏

注意观察患者的呼吸和脉搏是否恢复，如果恢复就可停止心肺复苏，但仍要观察，以免再次出现心跳、呼吸骤停。

所谓心肺复苏，就是在进行人工呼吸的同时，进行心脏按压。心肺复苏可以一个人做，也可以两个人配合做。一般来说，两个人做的效果比一个人做要好。

一人心肺复苏法：一个人施行心肺复苏时，每做2次人工呼吸后，做15次心脏按压，如此反复多次。

两人心肺复苏法：一人实施人工呼吸，一人进行心脏按压，人工呼吸与心脏按压次数的比例是1:5，也就是做1次人工呼吸，5次心脏按压，如此反复多次。

在心肺复苏的过程中，要注意观察患者的呼吸和脉搏是否恢复，如果恢复就可以停止心肺复苏，但仍要观察，以免再次出现心跳、呼吸骤停。如果未恢复，则需继续进行心肺复苏救治。

提示：

除了病人自己高度警觉以外，现在很多医院都设有绿色通道，心脑血管疾病发作时，患者可以不用再排队、挂号、分诊，而由胸痛门诊直接送到病房或导管室，这样就为病人赢得了很多宝贵的时间。有了病人的高度警觉、社区预防、医院绿色通道，这三关一把住，心脑血管疾病也没有什么可怕的。

第八章　疾病三分治七分养

2008年9月，美国发表对8万名35～59岁的女性从1980年到2004年长达24年的前瞻性研究证明：健康生活方式可以使中年人的死亡率下降55%。再次表明健康四大基石可使人群疾病少一半，寿命延长10年，生活质量提高，幸福指数改善。

1.《中国居民膳食指南》的6个字，十句话

1997年，中国营养学会根据我国居民饮食的具体情况，制定出了《中国居民膳食指南》。2007年又根据居民饮食结构的变化进行了大面积的修订。这是一份符合中国国情的平衡膳食指南。概括起来就是6个字，十句话。

就是大家在日常膳食中，要遵循"全面、均衡、适度"的六个字。

十句话就是——

第一句：食物多样，谷类为主，粗细搭配；

第二句：多吃蔬菜、水果和薯类；

第三句：每天吃奶类、豆类或豆制品；

第四句：常吃适量的鱼、禽、蛋、瘦肉；

第五句：减少烹调油用量，吃清淡少盐膳食；

第六句：食不过量，天天运动，保持健康体重；

第七句: 三餐分配要合理, 零食要适当;

第八句: 每天足量饮水, 合理选择饮料;

第九句: 饮酒应适量;

第十句: 吃新鲜卫生的食物。

2. 温家宝总理的饮食12字诀

温家宝总理到基层视察的时候, 对饭菜质量的要求很简单: "清清淡淡, 汤汤水水, 热热乎乎。" 这12个字虽然简单、简朴, 但很有科学道理。

"清清淡淡" 的意思就是要少油少盐。在21世纪的中国, 肥胖人群剧增, 高血压发病率逐年增高。在诱发肥胖和高血压的危险因素中, 油盐摄入过量是重要的膳食因素。除食盐外, 还应少吃酱油、咸菜、味精等高钠食品及含钠的加工食品等。

"汤汤水水" 是说应当降低食物的能量密度。水分大的食物能量密度比较低, 如蔬菜含有90%以上的水, 水果的水分含量也接近90%。米粥中含水超过90%, 米饭是70%左右, 而馒头是55%左右。显然, 喝些 "汤汤水水" 的粥, 要比全部吃馒头、米饭所获得的能量少。

此外, 用餐之前和用餐中补充一些水分, 还有利于让吞咽后的食物吸水膨胀, 可以增强饱腹感, 从而抑制摄食中枢, 降低人的食欲, 有效预防肥胖。

"热热乎乎" 是指温度适中, 使肠胃感觉舒适。中国自古以来就提倡老人的食物要温热一些, 使肠胃感觉舒适。食用过烫的食物会损害消化道, 而过凉的食物同样也会妨碍消化。

3. 21世纪最合理的膳食结构

联合国粮农组织提出一个新的口号: 21世纪最合理的膳食结构就6个字: 一荤一素一菇。首先, 每顿饭有一个荤菜, 鸡鸭鱼虾都可以。第二, 一个素菜, 萝卜、绿色蔬菜都可以, 或者几种青菜混在一起。第三，一个菇，蘑菇、树菇、金针菇、黑木耳或者海带、草菇都可以。为什么要一荤一素一菇呢?首先，一定要有荤菜，因为人是杂食动物，人不能完全吃素，荤菜一吃以后，动物蛋白有了，高级营养蛋白也有了。第二，要有素菜，素菜吃了以后，纤维素、维生素、矿物质也有了。这很重要，能使大便通畅。第三，还得有菇。菇起什么作用呢?菇就是食用菌。食用菌有三大作用。第一，食用菌吃了以后，血脂下降，胆固醇、甘油三酯下降，血黏度下降，动脉硬化延缓，心脑血管病减少。第二，菇含有香菇多糖，使免疫力提高，癌症减少。所有吃菇的地方，癌症都少。第三，菇还有一种抗氧化作用，使细胞凋亡慢，延缓衰老，使老年痴呆减少。

2008年8月24日中午，奥运会结束当天，中国国家领导人宴请各国友人。宴会菜单的主菜中有一个肉类，一个鱼类，一个菌类，一个蔬菜汤。简洁中不失丰富。从食材考虑，高档牛肉是西方宴会的永恒主题，金枪鱼则是鱼类中的上品，柔嫩无骨，没有腥味。它们都是西方人非常喜爱的食材。而菌类味道鲜美，有素中之珍的美誉，芦笋虽是蔬菜，却有健康和高档的形象。整桌菜比过去的中式宴席简洁多了，而且很注重荤素结合，营养搭配。国宴如此，平常人们只要记住保持一荤一素一菇就行了。

4. 吃什么很重要，怎么吃更重要

健康饮食10个字

健康合理的饮食归结起来就10个字，即一、二、三、四、五、红、黄、绿、白、黑。

一: 每天1袋牛奶

"一"指的是每天喝一袋牛奶。中国人大多数都缺钙，缺多少钙呢?一个人每天需要800毫克钙，而我们的伙食里仅有500毫克，300毫克需要每天补充一袋250毫升的牛奶。牛奶从什么时候开始喝呢?从1岁开始。喝到什么时候呢?终身喝奶。

二：每日摄入250~400克碳水化合物

"二"是指每日摄入250~400克碳水化合物，也就是5~8两的主食。这5~8两不是固定的，因个人的劳动量、体重、性别、年龄而异。比如，民工干动量大，一天要吃1斤半；有些女同志呢，胖胖的，工作量很轻，不用5两，三四两就够了。调控主食可以调控体重，这是最好的办法。

三：每天进食3~4份高蛋白食物

"三"就是指每天进食3~4份高蛋白食物。1份高蛋白相当于50克瘦肉或者4个大鸡蛋，或者100克豆腐，或者100克鱼虾，或者150克鸡鸭鹅肉，或者25克黄豆。一天3份。比如说我今天早上吃1个荷包蛋，中午我准备吃1份肉片苦瓜，晚上吃1份豆腐和2两鱼，这样一天3~4份蛋白不多也不少。

四：有粗有细、不甜不咸、三四五顿、七八分饱

"四"就是4句话，即："有粗有细、不甜不咸、三四五顿、七八分饱。"

为维持全面均衡的营养，应粗细粮搭配，单吃粗粮或单吃细粮，都不能维持全面的营养。粗细粮搭配，一个礼拜吃三四次粗粮，老玉米、红薯等粗细粮搭配营养最合适，能提高蛋白质利用率，提高维生素、微量元素、纤维素的互补效益。

吃饭七八分饱，留下二三分饥是最好的饮食习惯，七八分饱是什么意思呢？七八分饱就是已感觉到不饿了，但肚子还没有觉得胀饱，觉得还能再吃一些，还有食欲的状态。这控制起来比较难，相信大家明白了其中的道理，加上自己有意识控制自己的行为，只要养成习惯就容易做到了。

提示：

鸡蛋(或其他蛋类)是一种全球性普及的食品，含有优质蛋白质，常被用作衡量其他蛋白质的标准。鸡蛋营养丰富，是一种天然

"补品"。鸡蛋中含有15种维生素、核黄素、叶酸以及12种矿物质和人体所需的各种氨基酸，比例与人体很接近，利用率达99.6%。鸡蛋中的铁含量尤其丰富，每100克鸡蛋中含7.2毫克铁，而且全部为人体所利用，是人体铁的良好来源。可以说，除了母乳以外，几乎没有一种食品可与鸡蛋相媲美。鸡蛋在运动员的食谱上也曾有过辉煌时刻，美国人把鸡蛋称之为"冠军的午餐"。

但鸡蛋黄中的胆固醇含量较多，每个蛋黄约含210毫克胆固醇，接近成年人一天胆固醇的需要量。一般来说，患动脉粥样硬化和冠心病的人血中胆固醇都有所增高，所以不少人对胆固醇有恐惧心理，害怕吃鸡蛋，尤其是认为蛋黄可以促进动脉粥样硬化。早在1984年，美国《时代杂志》就曾报道过鸡蛋会增加人体内的胆固醇，以后也有不少类似的负面报道推波助澜，因此鸡蛋的形象越来越糟。在某些人的心目中，鸡蛋甚至就像是一颗"炸弹"，是名副其实的"坏蛋"，是直接造成高脂血症、动脉粥样硬化、冠心病以及脑卒中等疾病的罪魁祸首。

在平衡饮食、合理食用的情况下，每天一个鸡蛋是不会造成胆固醇升高的。不过吃鸡蛋过多，以致超出了食物总热量和总胆固醇的需要量，血胆固醇还是免不了会升高；而且鸡蛋吃多了，不易消化，会增加胃、肠、肝、肾等脏器的负担，不利于身体健康。如何安全地吃鸡蛋，可参考下列建议：老年人最好吃蒸、煮熟的鸡蛋。这样的鸡蛋容易消化；像溏心蛋、生鸡蛋最好不要吃。没有煮熟的鸡蛋中含有胰蛋白和酶蛋白，它们影响人体对蛋白的吸收，而鸡蛋中的一些病菌只有高温下才能被破坏，食用这样的鸡蛋容易引起腹泻或中毒。不应吃那些有裂缝或有漏出物的鸡蛋；打鸡蛋前后，双手要洗干净，使用的用具也应保持清洁。

五：每日进食500克新鲜蔬菜和水果

"五"是每日进食500克新鲜蔬菜和水果。英国前首相丘吉尔活了91岁。他的饮食相当简单，但很合理。他最爱吃新鲜蔬菜和水果，从来不吃肉食，曾多次修改为他制定的食谱，将其中脂肪量很高的肉食除掉，换上他爱吃的青菜。酒也喝得较少，从不贪杯。这种良好的饮食习惯，有效地保护了他的心血管系统。

红：西红柿、红酒、大枣等

"红"，首先是指一天要吃1个西红柿。特别提醒男同志，每天吃1~2个西红柿，可使前列腺癌减少45%。近年来，科学家们在研究中发现，西红柿中含有一样好东西，那就是茄红素。由于茄红素不能直接转化成维生素A被人利用，因此，长期以来只是作为天然色素而存在，直到近几年，科学家们才发现，茄红素具有很强的防癌、抗癌作用，尤其是对前列腺癌。生活中很多人喜欢生吃西红柿，但熟吃西红柿比生吃更容易吸收茄红素，因为，茄红素是脂溶性物质，它遇油加热之后，更容易被人体所吸收。不过，西红柿的加热时间不要过长，最好不要超过30分钟。因为加热时间过长的话，西红柿中的茄红素就会被自动分解掉。

常吃的西红柿、樱桃、大枣等都是贫血患者的天然良药，也适合女性经期失血后的滋补。所以，红色蔬果，女人尽可放心多吃。另外，红色食物如西红柿、红辣椒、西瓜等还是改善焦虑情绪的天然药物，因为红色食品中含有丰富的胡萝卜素和番茄红素。除此之外，红色蔬果在视觉上也能给人刺激，让人胃口大开，精神振奋，所以，红色食物也是抑郁症患者的首选。

黄：黄色蔬菜瓜果

餐桌上的"黄"是指黄色蔬菜，例如胡萝卜、红薯、南瓜、玉米等，其营养素多，内含丰富的胡萝卜素，能在体内转化成维生素A。

中国人的膳食中普遍缺钙、胡萝卜素和维生素A，易导致免疫力下降，小孩容易感冒发烧，患扁桃腺炎，引起消化道感染；中年人容易得癌症、动脉硬化；老年人眼发花、视力模糊。补充维生素A，可以提高儿童、成人免疫能力，增强抵抗力；使老人视力改善，保护视网膜；减少感染和肿瘤发病机会。维生素A含量多的食物有哪些呢？最多的是胡萝卜、西瓜、红薯、老玉米、南瓜、红辣椒，或者干脆说是由红黄色的蔬菜在体内转化而成。红黄色的蔬菜所含的维生素A多。

绿：绿色蔬菜、绿茶等

日常生活中食用的绿色蔬菜品种极多，主要有菠菜、青菜、蒜苗等。绿色蔬菜中含有丰富的维生素C、维生素B、维生素A及多种微量元素，对高血压及失眠者有一定的镇静作用，并且有益肝脏。经常吃绿色蔬菜能让我们的身体保持酸碱平衡，能在更大程度上避免癌症的发生。每天绿色蔬菜的摄入量应该至少在4种以上，因为大部分绿色的食物都含有纤维素，能清理肠胃防止便秘，减少直肠癌的发生。

青菜属于蔬菜中的绿叶类，色泽明媚、鲜嫩味美，是蔬菜中的首选。春季的青菜，味略淡而鲜，维生素含量丰富，含水量也特别高。夏秋季节的青菜味略苦，富含对人体去暑降温作用的物质，具有降邪热、解劳乏、清心明目、益气壮阳等作用。冬季的青菜略带甜味，这是由于冬天的青菜没有强烈的阳光照射，因此与光合作用有关的营养物质逐渐增多，含水量相对减少，淀粉类物质转化成麦芽糖，所以味甜。

因青菜不易储藏，所以买回来后应及时吃完，不及时吃掉，除口感欠佳外，往往还会损失大量的维生素。买回来的青菜，从表面上看已经停止了生长，其实它的内部仍进行着复杂的生物学变化和物理变化。由于这些变化，青菜的营养成分和食用质量下降。俗话说"早上鲜，中午蔫，晚上蔫"，就是对青菜质量变化的描述。

附: 茶香情浓话品茶

茶之所以有保健作用, 是由它含有的特殊成分所决定的。据测定, 茶叶中的化学成分达300多种, 包括生物碱、维生素、氨基酸、茶多酚、矿物质、脂多糖等。这些成分有的防病治病, 有的营养保健, 有的兼而有之。

喝茶有许多好处, 可是如果喝茶的时间和方法不对, 不仅不会促进健康, 还会适得其反。例如有些老年人嗜茶成瘾, 起床第一件事就是喝杯热茶。起床便空腹喝茶是一种不良习惯。因为茶叶含有咖啡因成分, 空腹喝茶, 腹中无物, 茶水直入脘腹, 有如"引狼入室"。如果肠道所吸收的咖啡因过多, 会产生一时性肾上腺皮质功能亢进症状, 出现心慌、尿频等不良反应。时间久了, 还会影响人体对维生素B的吸收。所以自古以来就有"不饮空心茶"之说。那么怎样正确喝茶呢?这里有几句民间的"歌诀": 空腹饮茶心里慌, 隔夜饮茶脾胃伤, 过量饮茶人瘦黄。

茶叶除了具有许多药理作用外, 更重要的保健作用表现在心理、社会和心灵方面。饮茶是一种格调高雅的文化, 要有平和的心态和悠闲的环境, 中国大师林型南先生以美、健、性、论4个字表达我国的茶艺精神, 日本茶道则以"和敬清寂"作为基本精神。

饮茶与饮酒、喝咖啡不同, 是在清新幽雅、淡泊宁静的气氛中进行。一杯清茶, 坦诚相见, 给人一种缓和情绪, 松弛精神、冷静理智的休闲。饮茶能使许多争端、烦恼都烟消云散, 使人得到六根清净的解脱, 因此历代都将饮茶与打禅联系在一起, 喻"饮茶为生活中小禅"。典型例子就是绍兴人的"吃讲茶", 许许多多邻里纠纷, 都可以在茶馆里"吃茶讲理"并邀请"店主"裁决, 在静穆的氛围中, 平和的心态下, 品味苦涩的茶水, 许多事都能"化干戈为玉帛", 起到和睦邻里、安定社会的作用。

白：燕麦粉、燕麦片

在美国《时代》杂志评出的十大健康食品中，燕麦名列第五。

燕麦是唯一历经40多年，多个国家研究，从基础到临床，从动物实验到流行病学，有循证医学证据的天然降脂农作物。

燕麦还能延缓餐后血糖上升，有利于糖尿病的防治。在糖尿病伴高血脂病人中，调脂作用尤为明显。

燕麦有良好的整肠作用，能预防和治疗便秘，降低肠道肿瘤的发生率。

燕麦有丰富全面的营养，综合营养价值超过小麦、大米和玉米。

国际权威机构美国FDA认可的功能性保健作物只有2种，一种是燕麦，另一种是大豆。

燕麦在我国有悠久的栽培历史，种植地域辽阔，北至三江平原，东到乌苏里江，南到湖南广东。燕麦亦称"莜麦""油麦""雀麦"等。

早在2000多年前，我国已有文字记载，司马迁"史记"称之为"斯"。唐代大诗人李白有诗提及"燕麦青青游子悲，河堤弱柳郁金枝。长条一拂春风去，尽日飘扬无定时"。

虽然燕麦的综合营养物质蛋白质与脂肪的含量，在农作物中首屈一指，尤其是评价蛋白质质量高低的赖氨酸是大米、白面的2倍以上，色氨酸也很丰富，还有大量的有利降脂的不饱和脂肪酸、亚油酸等，因而在许多国家都被冠以"健康食品"的美誉，但对燕麦的营养学和医学研究都是始于20世纪60年代。

第二次世界大战后，美国由于生活富裕和食品丰富，心血管病发病率节节上升。国际著名流行病学家经悉心研究后认为必须通过改善生活方式，尤其是控制高脂肪、高胆固醇、高糖的"富食"方能奏效。他已观察到食用燕麦对人群有良好的控制这些疾病的作用。1963年首先在新断奶的白化老鼠中观察到燕麦有明显的降脂作用，以后在兔子的实验中再次证实，继而在21名健康男性志愿者中作进一步观察。发现用燕麦3周，血胆固醇明显下降，停燕麦2周后，血胆固醇又回升到接近原水平，与降脂药作用相仿。分析其机理认为一半是由于燕麦富含的不饱和脂肪酸，一半由于其丰富的食物纤维等起作用的。此后，以燕麦片、燕麦面包作早餐的时尚日益风靡欧美等西方国家。

中国农业科学院著名的燕麦专家陆大彪是中国降脂燕麦片的发明人，"六五"、"七五"、"八五"国家重点攻关课题组——燕麦、荞麦课题的主持人。

从20世纪80年代初，陆大彪教授历经十余年、从1492份燕麦资源中，经生化分析筛选出来的、降脂有效成分最高的降脂燕麦品种。90年代末以来，中国农科院的专家通过测定β-葡聚糖含量，从中选取了一批β-葡聚糖含量较高的品种并进行试验观察，选育出高β-葡聚糖品种G（第二代降脂燕麦品种）。

原降脂燕麦品种的β-葡聚糖含量只有4%，粗蛋白含量（干基）6%~8%，而"降脂燕麦G5"却分别达到6%和9%。其中，β-葡聚糖和粗脂肪含量，比原品种高出30%~40%。以"G"为原料的燕麦保健片经过北京安贞医院临床观察证明，该品种30克即具有明显的降血脂作用，这对高血压和高血脂的病人无疑是一个福音。

"G"为原料的燕麦保健片就是现在家喻户晓的"世壮"燕麦保健片的一个品种。

☆ 心脑血管病患者的好朋友——燕麦

自1981~1987年期间中国农科院品资所燕麦课题组与北京的18家医院组成了燕麦降脂研究协作组，进行了多轮动物试验和临床观察。

通过降脂燕麦对大鼠、家兔的实验性高脂血症形成的影响和降脂作用、动脉粥样硬化形成的影响、动脉粥样硬化形成和消退过程的影响等多轮动物实验证明：燕麦能明显地降低高脂血症大鼠的血脂和肝内胆固醇，对肝脏均无明显影响，而"安妥明"等降脂药可引起肝肿大和肝细胞过氧化体增加（有文献报道：过氧化体增生剂是一类致癌物质），而燕麦无任何毒副作用。

家兔试验证明：进食高脂饲料同时加喂农科院降脂燕麦可明显地阻止血脂升高、减缓动脉粥样硬化，可明显地阻止动脉壁和肝脏脂质积聚，减轻脂肪肝的形成，对动脉内膜斑块病变的形成有明显的抑制作用。另一组家兔试验证明：以含有50％降脂燕麦的高胆固醇饲料喂养的家兔，可明显抑制血中总胆固醇和低密度脂蛋白的上升，3个月后还能升高高密度脂蛋白，可延缓并阻止其动脉粥样硬化的形成。试验证明：对已造成脂肪肝和动脉粥样硬化的家兔饲喂降脂燕麦90天可使主动脉粥样硬化斑块显著减少；饲喂降脂燕麦150天可使主动脉粥样硬化斑块基本消失。同样对造成脂肪肝的家兔饲喂降脂燕麦可使肝脏的脂质明显消失。

通过多轮临床观察：经与降脂药"冠心平"的对比观察，证明降脂燕麦具有明确的降低血清总胆固醇、甘油三酯和β-脂蛋白和升高高密度脂蛋白作用。对原发性与继发性高脂血症均同样有效，无毒副作用可长期服用，此为一般降脂药所不具备的。是动脉粥样硬化、冠心病、脑卒中等主要心血管病原发预防的理想保健食品。

☆ 燕麦血糖生成指数测验

过去在指导糖尿病人的营养治疗时，往往以食物的碳水化合物的含量为依据，含量高者应少吃，含量低者可多吃。但近年来的研究却给了我们一个新的概念，即含等量碳水化合物的食物，摄入人体内后所引起的血糖反应是不相同的，说明在实验室里分析出来的数据，并不能确切地反映食物摄入后的生理状态。现主张用"血糖生成指数"来表示，按食物摄入后的血糖升高幅度分为高、中、低3个档次，血糖生成指数>70者为高；55~70为中；<55为低，我们提倡糖尿病人多用低或中档的食物。

鉴于我国食物种类繁多，膳食结构及饮食习惯与西方国家有很大不同，因此有必要对我国常用食物的血糖生成指数进行研究。旨在筛选餐后血糖上升峰值较低、下降速度慢的含碳水化合物的食物，为防治糖尿病的饮食找出科学的根据。为此营养科与内分泌科合作，首次在国内对24种常用食物的血糖生成指数进行了研究，发现燕麦确实具有我们所期望的特点，即餐后血糖上升峰值较低，而下降的曲线平缓，它的血糖生成指数<55，故我们将燕麦列入防治糖尿病的推荐食物名单。

燕麦为什么会有这样的功效呢?据研究，影响血糖生成指数的因素很多，而食物中的膳食纤维，特别是可溶性膳食纤维的含量是其中之一。燕麦含有的β-葡聚糖就是一种可溶性膳食纤维，具有吸水性，溶于水形成黏滞的类似胶冻的物质，可以延缓食物在胃肠道传送的时间。国外亦有实验报道。可溶性膳食纤维能提高糖尿病动物对胰岛素的敏感性。由此可见，血糖生成指数与可溶性膳食纤维含量之间有一定关系，即可溶性膳食纤维（β-葡聚糖）含量越高，血糖生成指数越低，改善血糖水平的效果更好。同是燕麦，由于品种不同，所含的β-葡聚糖的量也不一样。大多数的燕麦，含β-葡聚糖<2%~4%。中国农科院燕麦降脂研究协作组选育出的降脂燕麦品种G含β-葡聚糖高达6%以上。这里值得提出的是，过去我们认为糖尿病仅是个高血糖为特点的疾病，故把防治重点放在控制血糖上。目前学者们认识到，2型糖尿病除高血糖外，还存在多种心血管病的危险因素。有的学者把糖尿病列为冠心病的高危症，意将预防冠心病的措施扩大到糖尿

病，把2型糖尿病的防治策略，从单纯控制血糖发展为全面防治心血管伴发症，也就是说血糖、血压、血脂都要达到与患者个体相匹配的目标。由此可见，不论从控制血糖或者从调节血脂的角度出发，降脂燕麦应该是糖尿病患者当之无愧的理想保健食品。

☆ 膳食纤维的"清道夫"作用

由于燕麦可促进肠胃蠕动，能有效改善便秘，不但能减少中老年人的心脏病发作和脑血管意外，而且还有预防和减少肠道肿瘤的作用。

我国的传统膳食常以谷类食物为主，并辅助以蔬菜、水果类，所以本无缺乏膳食纤维之虞，但随着生活水平的提高，食物越来越精细化，动物性食物所占比例大大增加，膳食纤维的摄入量却明显降低了。

膳食纤维通常是指植物性食物中不能被人体消化吸收的那部分物质。从化学结构上看膳食纤维也属于碳水化合物（糖类）的一种，但以前人们一直认为它们是食物中的残渣废料而不重视。近年来的多项科学研究表明，不少疾病的发生与缺少膳食纤维有关，因而膳食纤维才得以崭露头角，并随着人类进食的日益精细而越来越受到人们的青睐。

按照化学结构，膳食分为纤维素、半纤维、木质素和果胶等，它们不能被人体吸收，可被肠道中的微生物分解，在体内发挥重要功能，担当了健康卫士的角色。膳食纤维有增加肠内容物的体积、刺激肠道蠕动、减少粪便在肠道中停留的时间等作用。增加膳食纤维摄入量，能有效地防治便秘、痔疮，预防结肠癌、直肠癌。膳食纤维还能减少脂肪、胆固醇在肠道的吸收，并促进胆固醇和胆酸从粪便排出，因而有降血脂、降胆固醇的作用。此外，膳食纤维中的果胶能延长食物在胃内停留的时间，延缓葡萄糖的吸收速度，而降低过高的血糖，改善糖尿病症状。增加膳食纤维的摄入，还具有减轻肥胖、预防乳腺癌和改善口腔牙齿功能等作用。

☆ 膳食纤维的来源

根据膳食纤维在水中的溶解性，可以划分为可溶性纤维和不可溶性纤维两大类，前者包括水果中的果胶，海藻中的藻胶以及魔芋中提取的葡甘聚糖、还有燕麦的葡聚糖等。可溶性纤维在肠道内与淀粉等碳水化合物交织在一起，而延缓它们的吸收和胃的排空，因此可以起到降低餐后血糖的作用，还能对腹泻者有一定缓泻的作用。

不可溶性纤维主要存在于谷物的表皮、全谷类粮食中，其中包括燕麦、糙米、荞麦、莜麦、玉米面等以及水果的皮核、蔬菜的茎叶、豆类及豆制品等。不可溶性纤维对人体的作用首先在于促进胃肠道蠕动，加快食物通过胃肠道的速度，减少在胃肠内的吸收。其次，不可溶性纤维在大肠中能够吸收水分软化粪便，起到防治便秘的作用。

☆ 健康饮食，燕麦相伴

何谓健康饮食？根据健康饮食的观念，合理饮食应以谷类为主，蔬菜相辅，低脂肪、高食物纤维。食物纤维具有降低血胆固醇、降低血清胰岛素和改善大肠功能等作用。燕麦含有多种能够降低胆固醇的物质，如单不饱和脂肪酸、可溶性纤维、皂贰素等都可以降低血液中的胆固醇、甘油三酯等的含量，从而减少患心脑血管疾病的风险。

我国有燕麦品种约3000个，品种间含保健功能的成分差异很大。因此，制作保健食品的品种，应选用保健功能成分含量高的品种，即保健食品专用品种。中国农科院生产的"世壮"牌燕麦保健片，近年新选育成的品种G5含可溶性膳食纤维β-葡聚糖成分更高，产品中燕麦总膳食纤维含量高达30%以上。不仅提高了燕麦的保健功效，而且改善了纤维粗糙的口感，口感润滑度非常好，大幅度提高了燕麦加工产品的档次和质量。"世壮"牌燕麦经过北大、安贞等18家医院五轮动物试验，三轮临床观察，被证明具有明确的降低血清总胆固醇、甘油三酯和β-脂蛋白作用，并有一定的升高血清高密度脂蛋白作用。其良好的整肠作用，可预防治疗便秘，减少肠道肿瘤发生率。

提示：

粗粮、杂粮每日不宜超过主食总量的1/3，最好控制在100克以下。低纤维性蔬菜如冬瓜、黄瓜、茄子、去皮番茄之类，可适量多进食；而高纤维性蔬菜如芹菜、韭菜、竹笋、豆芽、空心菜等，每日不宜超过200克，不宜两种高纤维性蔬菜在一天内同时进食。

☆ 纯燕麦如何挑选？

市场上各种各样的燕麦、麦片产品很多，它们在营养价值上有什么差别，如何挑选到营养丰富而且适合自己的麦片呢？

（1）选择不含奶精的

看一下营养麦片包装上的原料表，我们可以发现其中很多标有植脂末。植脂末是"植物脂肪粉末"的简称，俗称"奶精"。植脂末由于其混溶性好，"奶感"强，且视觉感官与奶粉近似，在某些食品加工中可替代奶粉或减少奶粉的用量，从而在保持产品品质的前提下降低用料成本，所以，主要由糖浆、植物油脂、酪氨酸钠、乳化剂等成分组成。其脂肪含量达20%~75%，热量比淀粉还要高。别看它颜色白白的，奶香浓浓的，其实和牛奶没什么关系，营养价值更是差之万里。它不仅不能补钙，不能增加营养，反而会提供糖和脂肪。而"氢化植物油"甚至会带来对心血管危害最大的"反式脂肪酸"，比动物脂肪还不健康。而"植脂末"，就是粉末状，如果希望提高早餐质量，建议只把这类产品当成甜味饮料，而不能当成营养来源。

(2)选择煮的比冲的好

很多燕麦片产品声称可以免煮，那么是煮好还是冲好?因为煮的燕麦片可以提供最大的饱腹感，血糖上升速度最慢。同时，这些需要煮的燕麦片中没有加入任何添加成分，如砂糖、奶精、麦芽糊精、香精等。一些速食纯燕麦片只要加热一两分钟即可，也是比较好的选择。自己动手加热牛奶并不麻烦，总比吃加奶精的产品要健康得多。那些一冲即食的产品迎合了消费者对于方便和美味的需求，而这种需求并不见得和健康价值一致。例如，这类产品大多都加入了糖和糊精。不仅降低营养价值，而且会让燕麦片低血糖上升速度和高饱腹感的优点受到损失。也有很多这类产品加入了植脂末，会让燕麦片有益预防心血管疾病的好处打折扣。

(3)为什么推荐纯燕麦?

纯燕麦的蛋白质、纤维、矿物质和维生素含量甚高，是"营养麦片"所不能比拟的。只有那些商品名称为"纯燕麦片"的食品，其主要原料才真正是燕麦。从形态上来看，它们是压碎的燕麦片，基本上没有添加其他成分。"世壮"燕麦优质的关键因素之一就是品种纯，这是其他燕麦无法比拟的。由于不是所有的燕麦都能降脂，因此对它的资源研究是最关键的一个环节，而这一产品恰恰把握住了这一点。对这一燕麦品种的筛选一直延续国家"六五"到"九五"计划的20年时间。经过在全国各类燕麦主产地进行试种分析，寻找其最佳生态区，最终选育出抗病性强、高蛋白及高赖氨酸的燕麦品种。

提示:

市场上有两种燕麦，一种是颗粒状，买的时候挑选颗粒比较完整、浅褐色、没有光泽的、有淡淡麦香的品质比较好。还有一种燕麦是经过加工之后变成燕麦片,在加工过程中燕麦的营养价值没有被破坏掉,买燕麦片时尽量买价格相对低一些的,因为它没有经过深加工,价值高的可能含有较高的糖,并不是对所有人都适合。

燕麦适合做早餐,也适合做夜宵。燕麦中的淀粉与水分结合,既提供热能,又不乏大量水分,容易消化,热量低,避免肥胖。

黑: 黑木耳、黑茄子、海带、黑香菇及以紫色为主的蔬菜

黑色蔬菜有黑茄子、海带、黑香菇及以紫色为主的蔬菜,如紫茄子、紫苏等,它们有调节神经和增加肾上腺分泌的功效。能刺激人的内分泌和造血系统,促进唾液的分泌。紫色蔬菜通常味道较浓,能调节神经,使人心情愉快,并对防治高血压、咳血、紫斑病有益。最近的研究还发现,紫茄子比其他蔬菜含更多维生素,能增强身体细胞之间的黏附力,提高微血管的弹力,降低脑血管栓塞的几率。

☆ 黑木耳——神奇的血液稀释剂

黑色蔬菜的典型是黑木耳。黑木耳含有一种能抗肿瘤的活性物质,可防治食道癌、肠癌、骨癌。黑木耳这个东西特别好,食用它可以降低血黏度,可稀释血液,不容易得脑血栓,也不容易得冠心病。现在很多老年人得血管性痴呆症,这种痴呆症是很多细小的毛细管堵塞了,不是大血管的堵塞。突然堵塞,半身不遂,破了就脑出血;细小的毛细管慢慢地堵塞,最后脑子不行了,傻了,记忆没有了,这种情况大多数是因为血黏度太高造成的。可以一天吃5~10克黑木耳,相当于1斤黑木耳要吃50~100天。每天吃一点,做汤做菜都可以。

慢慢吃,多咀嚼

吃饭速度应放慢,细嚼慢咽,把吃饭时间延长,食量就能减

少。由于消化腺分泌时间有限,进食慢就能达到不吃的目的。

多咀嚼,更重要。经脑电图测量,人的咀嚼肌一运动,脑血流就增多,可预防脑供血不足,还对老年痴呆有预防作用。老年人要多咀嚼,当然牙齿不好的人就不行了,只能吞咽。如果牙齿好,就吃点"筋道点的"。多咀嚼,可以增加脑血流,预防脑供血不足,避免老年性痴呆。

养心长寿多吃谷

谷类食物有助于促进身体健康。比如许多研究均发现,谷类食物的摄入与心脏病的发病几率有关,增加谷类食物的摄入能使心脏病的发病几率平均降低26%。哈佛对75571名女性进行的研究也得出了类似的结果,吃谷类食物最多的女性患卒中的几率降低了31%。哈佛的另一项研究发现每天食用大量谷类食物使糖尿病发生的风险降低了38%。

(1)玉米味甘、性平。具有和中、利尿的功效。玉米含有丰富的钙、镁、硒等矿物质以及卵磷脂、亚油酸、维生素E,具有降低血清总胆固醇的作用,常吃玉米的人不容易发生高血压和动脉硬化,如中美洲印度人中几乎没有高血压、高脂血症、冠心病,主要得益于他们常以玉米为主食。

(2)小米富含维生素B、E等营养素,营养丰富,性味寒凉,能清热利尿,有益于高血压患者。

(3)燕麦含极其丰富的亚油酸,占全部不饱和脂肪酸的35%~52%。维生素E的含量也很丰富,而且还含有皂甙素,可以降低血浆胆固醇的浓度。前面对燕麦作了详细分析,这里不多说。

(4)薏苡仁健脾利尿,降血脂,降胆固醇,还有镇静作用,可以改善高血压患者头昏、失眠的症状。

要想身体好,果蔬不可少

近年来,美国哈佛大学研究人员调查了女性(34~59岁)

75596人，14年；男性（40~75岁）38683人，8年。调查结果表明，蔬菜和水果摄取量多的比摄取量少的脑梗发生率低31％。每日摄取蔬菜水果未满3种，脑梗发生率为1％；3~3.8种，为0.8％；4~4.9种为0.7％；而5种以上仅为0.6％。一天中多食用一个品种蔬菜和水果其脑梗发生危险性可减少6％左右。

养生保健常吃豆

豆类食品的营养价值非常高，其品种繁多，如黑豆、芸豆、豌豆、蚕豆、大豆、红豆、绿豆等都属于豆类家庭中的家庭成员，每个成员各有不同的"社会职能"，其所含有的营养成分都各不相同。据调查，如每天坚持食用豆类食品，只要坚持2周的时间，人体便可以减少脂肪含量，增加免疫力，降低患病的几率。

（1）大豆及豆制品含有丰富的不饱和脂肪酸、维生素E和卵磷脂，三者均可降低血中的总胆固醇、低密度脂蛋白及甘油三酯水平，而不影响高密度脂蛋白胆固醇水平。尤其重要的是，大豆及其制品中还含有大量的皂苷（如豆浆煮涨时液面上浮起的那层泡沫状物质），这种物质不仅能有效地降低血脂，还具有减轻和预防动脉硬化的作用。

（2）绿豆味甘、性凉。具有清热解毒、止渴祛暑、利水消肿、降压明目的功效。现代研究表明，绿豆是高钾低钠食品，K因子（钾/钠比值）高达200以上，能降低血压和维持血压的稳定。

（3）豌豆味甘、性平。具有和中下气、利水消肿的功效。无论是鲜品，还是干品，其K因子（钾/钠比值）都大大超过具有降压作用的界定范围（K因子≥10）。现代食疗专家赞誉豌豆为"优质降压食品"，有人称豌豆是"降压佳豆"。豌豆（包括鲜品、干品）所含的胡萝卜素、维生素B、维生素E以及维生素C等成分的量都较高，这对保护血管的正常生理功能具有重要意义。因此，患有高血压或有血压升高，出现头痛、心烦、脉弦的人，经常服用以豌豆及其制品烹饪制作的菜肴、汤羹，是大有裨益的。

（4）黑豆、青豆、蚕豆、扁豆各种豆类是人体蛋白质的良好来源，也是防治高血压病的健康食品，但直接吃大豆不易消化，而且会引起腹胀。

（5）豆浆、豆腐、豆腐干、豆腐皮、腐竹为大豆制品，营养价值极高，含有丰富的蛋白质和脂肪，它所含的不饱和脂肪酸易被吸收，并可与体内胆固醇结合转变为液态，随尿排出，从而降低体内胆固醇的含量，为高血压病、动脉粥样硬化患者的健康食品。

别小瞧坚果、种子的保健作用

（1）松籽富含人体必需的脂肪酸，有降胆固醇、防止动脉硬化、降血压的作用。

（2）花生味甘、性温。具有补肺润燥，健脾和胃的功效。花生中含有丰富的脂肪油，达40%以上。这些脂肪中，脂肪酸的种类很多，其中不饱和脂肪酸含量在80%以上，近一半是亚油酸。亚油酸等不饱和脂肪酸具有降低胆固醇、防止动脉粥样硬化、降低血压的功效。有人发现，用醋浸泡花生米1周后，每晚服7~10粒，就可使高血压病患者的血压下降，有的甚至能接近正常水平。花生壳也有降压和降脂的作用，将花生壳洗净冲水代茶饮，对于高血压和高脂血症有一定疗效。花生中维生素E是一种长寿因子，它不但能防止动脉粥样硬化，还有延缓人体细胞衰老的作用。花生中的胆碱能增强记忆力，防止大脑功能的衰退。

（3）核桃、杏仁、榛子、葵花籽富含钾的食物对人的身体很有益处，这些食物进入人体还可以对抗钠所引起的升血压和血管损伤作用。

大可不必谈肉色变

从前人们是吃不饱饭、吃不上肉，现在人们的生活水平提高了，想吃什么就吃什么，可是有些人不懂，以为鸡鸭鱼肉就是营养好的。其实吃东西是要讲平衡的，要荤素搭配，人不能光吃素，也不能光吃肉。从人的牙齿构成来讲，人生出来就是要吃肉的，人的牙齿有32颗。槽牙是吃五谷杂粮的，前面4颗门牙是吃蔬菜、水果的，还有一颗叫尖牙，与那4个加在一起就是吃鸡鸭鱼肉。

肉类中含有多种人体所必需的营养素。英国营养基金会总干事卡比达教授就指出，不吃红肉会令身体较易受细菌感染，而且肉类含有多种人体必要的营养（人体血液所需的铁质和骨骼所需的维生素D等），缺少这些营养素会导致多种疾病。

有人担心食用瘦肉、鱼类等高蛋白的食品，可能对高血压病人不利，其实大可不必担心。研究结果表明，低蛋白饮食对于高血压病人比高脂肪饮食更有害，是发生卒中的主要因素，因此要求高血压病人应保证适量蛋白质的供应。但高血压病人要少吃羊肉，患有冠心病、高血压、高脂血症和肥胖的人要忌食肥猪肉。

值得注意的是，肥肉和荤油为高能量和高脂肪食物，摄入过多往往引起肥胖，而且是某些慢性病的危险因素，应当少吃。相比之下，鸡、鱼、兔、牛肉等动物性食物不仅含蛋白质较高，而且饱和脂肪、总脂肪量和胆固醇含量较低，产生的能量也远低于猪肉，故在《中国居民膳食指南》中明确提出应大力提倡吃这些动物性食物，适当减少猪肉的消费比例。

应特别提出的是，现代营养学证明了鱼类的营养价值：它含有高生物价值且极易消化吸收的优质蛋白质，有益于心血管健康的脂肪酸、较低的胆固醇和较丰富的常量元素和微量元素等，这些都使得鱼类在维护人体健康、特别是心脏健康方面扮演着重要的角色。众多的研究表明，常吃鱼类有助于减低心血管疾病的发生。美国心脏病学会和糖尿病学会都将每周食用2~3次鱼（特别是海鱼)作为膳食的推荐。但不管吃什么,怎么吃,都还是要遵循适可而止的理论。只有吃得合理,才会拥有健康的身体。

什么都吃,适可而止

曾有一个病人问大夫:我有冠心病、糖尿病,您看吃什么好呀?大夫问他:您爱吃什么?他说,我就爱吃东坡肘子、红烧肉。大夫说,那可不行,东坡肘子、红烧肉动物脂肪多,你不能吃。那猪肝呢?也不能吃,鸡蛋更不能吃。最近说我血糖高,连香蕉、桃子、西瓜都不能吃了。我这也不能吃,那也不能吃,我活着还有什么意思啊!后来,我告诉他:"没事!什么都吃,不过还有4个字,您可要记住:适可而止。您别天天吃东坡肘子,否则就不行了。"为什么呢?实际上,人体自身有很强大的代偿能力和调节能力。如果您没有病,没有糖尿病,没有冠心病,那可以什么都吃,什么营养都有了,营养也就最均衡了。但要适可而止,别变胖了。当您查出有了病,例如脂肪肝、糖尿病、冠心病,那您就需要格外注意些,特别查出胆固醇很高时,就更要注意了,需严格控制一下,但仍可以什么都吃。

有一个科学院的院士,很有钱,住花园洋房,有司机、保姆。可一检查不得了,营养不良,贫血。很奇怪,这么有钱的人还贫血,那我们这些人还怎么活啊!什么道理呢?原来他在医院检查胆固醇高,大夫给他列了个单子,有20多种东西不能吃;血糖高,又一张单子,40多种东西不能吃,加起来有60多种东西不能吃,那还能不贫血啊?到后来他找保健教授问,您看看我该注意什么呢?教授告诉他说,很简单,两句话,第一句话是什么都吃。你想吃什么就吃什么,爱吃什么就吃什么,因为饮食是一种文化,也是一种享受,什么都吃,什么营养都有,因为营养是互补的,世界上没有任何一种食物能满足人的各种需要,所以什么都吃营养才能齐全。但是第二句话可别忘了,适可而止。有些东西可以尝尝味道,吃一口, 或偶尔吃一次, 但你天天顿顿都吃可不行啊, 适可而止。那什么叫适可而止呢, 就一句话, 吃饭七八分饱。

5. 吃动平衡, 健康一生

大约公元前500年, 医学之父、古希腊名医希波克拉底指出: "阳光、空气、水和体育运动, 这是生命和睦健康的源泉。"这句名言的精辟之处在于, 它把运动和阳光、空气、水放到同等重要的地位。古往今来, 不知有多少人梦寐以求地追求健康和长寿, 但却总是失之交臂, 原因是他们花费高昂代价追求奢侈豪华, 却忘记了"生命在于运动"这一身边的朴素真理。

据世界卫生组织估计, 由于缺乏体力活动, 每年有200多万人死亡, 心血管疾病、糖尿病和肥胖的一个主要原因是缺乏体力活动。由于饮食不良、体力活动不足加上吸烟, 导致了80%以上的人过早地发生冠心病。

在美国, 肥胖每年导致30万人死亡, 仅次于吸烟引起的死亡人数。在拉丁美洲、中东和亚洲的许多国家, 肥胖的发病率很高。西太平洋的一些岛屿国家肥胖的发病率特别高。在我国, 预计在下一个10年中将有2亿人发生肥胖。

运动优化体质, 增强免疫力

运动是人回归自然最好、最美的形式。为什么说运动这样重要呢?因为只有运动, 才能使人的心、肺等器官, 血液循环、消化、内分泌等系统得到充分锻炼; 只有运动, 才能使神经系统反应灵敏、动作协调, 肌肉、骨骼系统强健有力; 也只有运动, 才能使体内各种功能得到充分发挥。一个人精力充沛, 才能对生活充满爱, 对未来充满信心。

美国的一项对铁路员工的调查显示: 从事无活动量事务的调度人员的心肌梗死发生率比每日走路巡道工高2倍以上。我国的调查也表明, 每日坐办公室且活动量少的工作人员的心肌梗死发生要明显高于从事体力劳动的人。

长期坚持运动的人血压和心率不但在静态时平稳，就是在运动的时候也会以平稳的状态增加，运动停止后，能很快恢复正常。有一项研究将高血压患者随机分为两组，一组进行骑自行车的运动，每周3次，每次60分钟；另一组像以往一样的日常生活，不增加运动量。一周后，测量他们的血压并分析其结果，进行运动的一组患者的收缩压和舒张压都明显下降。

长期坚持锻炼的人，血压及心率甚至血脂都得到改善。锻炼使血清总胆固醇、低密度脂蛋白、中性脂肪都可减少，高密度脂蛋白则可增加，在血压下降的同时减缓动脉粥样硬化的进展。

运动可以预防和减轻糖尿病。运动是目前已知的预防和治疗糖尿病的最有效的方法。美国哈佛大学曼森教授1992年的一项研究表明：与每周锻炼不足一次者相比，每周锻炼1次、3次、5次者，2型糖尿病分别减少23%、38%、42%。因此，现在糖尿病发病率日渐增加与人们缺乏运动密切相关。在北京市，约一半的成人缺乏足够的运动量，尤其白领中年人最为明显。

运动可以防治骨质疏松与骨质增生。骨质疏松和骨质增生不会出现在经常运动的人身上。因为经常坚持运动的人骨头得到应力的刺激，可以获得较好的骨质量。

运动改善脂肪代谢，健美体形，减轻肥胖。在一组妇女研究中，8个星期的有计划的医疗运动能使机体脂肪减少6千克，肌肉增加3.6千克，净体重下降2.4千克。运动不仅适合肥胖者，也使体重正常者的血脂改善，升高"好"胆固醇，降低"坏"胆固醇，延缓动脉硬化。

激发和提高免疫力。运动能有效提高机体免疫抗病能力。经常锻炼者细胞免疫功能明显优于不锻炼者，运动能使中老年人体质明显改善，表现为各种病毒感染性疾病和肿瘤的减少，特别是女性乳腺癌和男性结肠癌的减少尤为显著。

运动可以改善心理素质。积极运动的人，外表气色和身体功能都处于良好状态，心理稳定，对生活充满信心。

运动是观念问题，不是时间问题

有个同志问健康教育专家：我有一个问题，我倒是想运动，我是个白领，工作非常紧张，根本没有时间运动，你说我该怎么办?专家回答：一个人运动不运动，跟时间丝毫没有关系，运动不运动是观念问题，不是时间问题。你说你工作忙，现在谁工作不忙?我告诉你，你说你再忙，你敢说比邓小平同志还忙吗?邓小平同志还每天坚持走路，还经常游泳，还能打打桥牌，还能在家里抱抱孩子。你说你工作忙，你敢说你比布什总统还忙吗? 布什每天运动一小时，他公开号召美国成年人每天至少运动一小时，青少年每天至少运动两小时。他自己带头跑5000米，27分钟跑完，获第26名，前面都是警卫员呀。你说你忙，你敢说你有新加坡总理吴作栋忙吗?吴作栋每天做操、每天跑步啊。有一次八国峰会，早上很有意思。布莱尔做操，布什跑步，普京打拳。你一个白领怎么就比人家世界级领袖还忙啊。我告诉你吧，你是没有运动观念，你有空就看电视，玩游戏机，嗑瓜子，聊天，你没有运动观念，你就是有空也不运动。

上班时间就经常站起来，深呼吸，做做扩胸运动，还有小燕飞的动作。每天都坚持走路。冬天走一个小时，上午半小时，下午半小时。夏天走两小时，上午下午各半小时，晚上一小时。走路是最好的运动。

最好的运动是步行

经过大量的科学研究，世界卫生组织指出：步行是世界上最好的运动。因为人类花了300万年，从猿到人，整个人的身体结构是步行进化的结果，所以人体的解剖和生理结构最适合步行。而且，走路运动简单易行，还不用花钱。

20世纪20年代初，美国心脏学会奠基人、著名的心脏病学家，几任美国总统的保健医生怀特博士第一个提出：从进化论角度看，步行是人类最好的运动，对健康有特殊益处。他创造性地将步行锻炼作为心脏病人和心肌梗死后康复治疗的方法，并取得良好效果。他建议健康成人应每日步行锻炼，并作为一种规律性的终身运动方式。他的权威性科学论著作为教科书影响了整整几代人。怀特博士曾经引用西方谚语："没有紧张，没有烦恼，就没有高血压。"他80多岁来中国时，住在12层楼，上下楼不乘电梯，每日步行活动。作为一代名医，其言行风格堪称典范。

通过对1645名65岁以上老人的前瞻性研究发现：与每周步行少于1小时的老人相比，每周步行4小时以上者，其心血管病住院率减少69%，病死率减少73%。步行应成为中老年人良好的保健运动，是心血管病有效的预防措施。

在这里，还要强调一条：动脉硬化是可预防的，动脉硬化从无到有，亦能从有到无，是可逆变化的。我当实习医生的时候，老师告诉我，动脉一旦硬化，就不能逆转。到最近科学家才证实，动脉硬化在一定程度上是有可逆的过程。走路就是使动脉粥样硬化斑块变稳定和消退的最有效的方法。研究证明：只要步行坚持一年以上，就有助硬化斑块消退。经过步行运动锻炼，对降低血压、降低胆固醇、降低体重都很好。过量运动有时会造成猝死，很危险，步行运动最合适。

有位老同志，65岁离休，一身是病。今年72岁，他逢人必说，每天做的一件事，就是每天早晨用一个半小时走路，晚上走一个小时。一天两个半小时走下来，72岁的身体竟然比60岁时好得多，心功能改善了，心电图改变了，也不贫血了。62岁时一身是病，到了72岁却更健康。

提示：

对于中老年人，一般不提倡举重、用力、百米赛等无氧代谢运动，而提倡以大肌群运动为特征的有氧代谢运动，例如步行、慢跑、游泳、骑自行车、登山、玩球类、做健身操等，个人可随意选择。

科学运动三五七

运动既可以使血压升高亦可以使血压降低，关键在于选择什么样的运动和什么程度的运动。高血压患者的锻炼不是为了增加肌肉的力量，而是为了使血压降低、心率下降，更重要的是为了预防心脑血管疾病的发生。因此，高血压患者的锻炼应选择运动量适中，全身肌肉特别是四肢都可得到锻炼的运动，如：体操、慢跑、慢走、游泳、骑自行车、打网球等，其中步行是最好的运动。那么，如何运动才算适量呢？请记住"三"、"五"、"七"这3个字。

"三"是3000米。步行3000米以上，每天30分钟以上就差不多达到目的了。一次走完最好，最新研究认为，分2~3次走完也可以。

"五"是一个星期运动5次以上。如果一个星期运动一次，那么就没什么显著效果了，当然最少4次，如果5次，甚至六七次就更好了，就是有规律地运动。

"七"是运动的量达到中等量运动。中等量运动是什么意思呢？心跳+年龄=170。比如某人今年50岁，运动时心跳要达到120次／分，70岁的老年人运动时达到的心跳是100次／分，30岁时运动达到的心跳是140次／分，这样的中等量运动正是胡大一教授讲过的有氧代谢运动。当然这是一般没有病的正常人的平均值。具体到每个人就不一样了，有的人可以是190次／分，心脏病病人150次／分就可以了，只能作为一个参考。只要按"三、五、七"这样运动，就比较安全。

提示:

只要做运动,运动量不论大小都对你身体有好处,但如果要达到防病保健的效果,最少要达到每天做30分钟的中等强度的运动,即每天做运动要消耗150卡热量。

有人担心工作忙,一天下来太累,没时间,其实任何水平的体力活动都会使你感觉更好。如上班时提前两站下车,走20分钟,下班提早一站下车走10分钟;爬楼梯代替坐电梯。

锻炼要量体裁衣,谨防运动三误区

(1)认为运动强度越大越好。不少年轻人平时工作忙,一到有空就加长时间,加大运动强度,这样是不科学的。体育锻炼的基本原则是因人而异,健康人群适当加大运动量可以增强体质,但肥胖、失眠、疲劳综合征、自主神经功能紊乱等亚健康人群,以及患有高血压、冠心病等疾病的人群,特别是老年人应该控制运动强度,以免机体因超负荷而造成损伤。

(2)体育锻炼可以缓解病情。人在患感冒期间,免疫系统处于骤变期,必须静养。如果这时候进行体育锻炼,会使本来偏高的体温继续上升,容易诱发并发症。

(3)运动对所有人都有益。专家认为,运动并非适用于每一个人。有内脏急性病史、白血病、骨伤未痊愈的患者,运动时容易发生意外事故,甚至危及生命,应该停止锻炼。

作息起居,顺应自然

心脑血管病人更应该注意生活规律,按时作息,建立一种适合自己身体的生活制度。患者在生活起居方面应注意以下几点:

定时作息。合理安排生活,有足够的睡眠时间,使大脑的疲劳状态及时解除,从而使机体的新陈代谢降低,心跳减慢,周围血管舒张,血压就会相应降低。只要按时起床、进食、活动及就寝,按照自然"生物钟"的节律作息和活动,就能预防心血管并发症的发生。

适应自然。人类生活在自然界中，与自然界的变化息息相关。人体应适应这些变化。在衣着方面，应根据不同季节，及时增减衣服；住房要阳光充足，防潮防湿，空气流通，周围有条件的宜种些花草树木。

注意清洁卫生。良好的卫生习惯是增进身体健康的重要因素。中国有句古话：黎明即起，洒扫庭院，又说要勤于沐浴。这就是教育人们要养成良好的生活习惯。

戒除不良习惯。心脑血管病人应戒烟，要尽量避免各种不良刺激因素，年龄在40岁以上的人，要控制高胆固醇饮食。纠正不良的生活习惯，才能够健康。

节制性欲。和谐的性生活能使人感到心情愉快，精神饱满；放纵的性生活易造成身体乏力，精神萎靡不振，久而久之还可能引起早衰。性生活次数可根据每个人的生理状况和特点而定，中年以后可以数周一次，甚至数月一次。

心律失常，运动还是不运动

对于出现心律失常的病人，运动是大家特别关注的问题。有的病人害怕运动，有的病人却积极运动，但到底该不该运动，还是要看运动与心律失常的关系。

（1）如果心律失常是在运动中才发生的，我们就要有计划地控制运动，反之，就没有必要控制自己的运动。

（2）如果心律失常是由于心率快到一定程度才出现的，那么，我们的运动就是有条件的，至少要使运动时的心率低于出现心律失常的心率界限。

（3）如果心律失常是由于心肌缺血而引起的，那么运动后可诱发心绞痛，或者心肌缺血性改变。然后再出现心律失常，这时的运动量要根据心肌缺血的程度和心功能来决定。

如何确定运动和心律失常的关系呢?确定运动和心律失常关系最好的方法就是运动试验。我们可以通过运动试验监测病人运动时心律失常的出现和变化,从而指导我们的运动。

脑血管病患者康复运动有讲究

☆ 康复训练5原则

(1)患者要具备从事该项活动的基本身体功能。

(2)活动难度要设计适宜,比患者能力稍高,但不能相差太远。

(3)鼓励患者自己完成所有步骤,康复治疗师及陪护人员针对较难的部分加以协助。

(4)患者要有耐心,反复练习,直至活动的能力、方法、质量、安全及对活动环境控制都达到一定的水平。

(5)患者具备日常生活的能力,康复训练才算完成。

☆ 日常生活康复训练五种方法

日常生活是指人在独立生活中,反复进行的、最必要的基本活动,包括进食、饮水、穿衣、出入卫生间及个人卫生等。患者在训练前先要进行日常生活能力的评定,根据评定结果,制定可行的训练计划,有步骤地进行日常生活活动训练。可将日常生活活动巧妙地分解成若干组成部分,再进行整合和实践。日常生活能力的康复,是康复的主要内容。

①进食训练。尽量鼓励患者自己用餐具进食,不能使用筷子时可用稍长一点的匙子、叉子,或固定在手指、手掌上。将食物放置在适当位置,练习者用患侧手将食物送入口中,咀嚼吞咽。饮用水时,先将单手或双手伸向茶杯(杯中水不宜过满)端起送至嘴边,小口饮用,慢慢咽下。对因麻痹不随意运动而出现的震颤及杯子摇晃,患者可用吸管饮水。

②穿脱衣服训练。穿脱衣服及鞋袜对患者来说需要许多技能

才能完成，包括平衡协调力、肌力、关节活动范围和感知能力，经过训练，大多数患者可独立进行。穿脱衣服动作，原则是先穿患侧，再穿健侧，脱时先脱健侧，后脱患侧。

③个人卫生训练。大多数患者经过反复训练都可掌握洗脸、刷牙、梳头、剃须等动作。一开始可以训练用健侧手臂进行刷牙，若右侧肢体瘫痪，左侧肢体需经过一段的时间才能协调完成上述动作。

④洗澡训练。洗澡对偏瘫患者来说难度较大，应重点训练。洗澡训练根据具体情况，宜取坐位淋浴，站位淋浴也可使用浴缸。使用浴缸时，应做好各种安全措施的准备，必要时须有人监护以确保安全。水温不宜过热或过冷，准备好各种用品及用水后，先将患侧下肢放入浴缸，再放入健侧，健手抓牢浴缸旁扶手，缓慢坐下，改用特制浴巾，如用手套式浴巾搓洗，拧毛巾的方法可用腋下夹，或利用水龙头来拧。出浴缸时先出健肢，再出患肢。

⑤如厕动作训练。当卒中患者恢复至在人的搀扶下可以行走的程度，就可以如厕进行大、小便。在厕所的设施上可根据患者的情况进行改造，将蹲式马桶改为坐式并垫高一些，在马桶的前侧墙壁上装上扶手，以便患者站起或坐下。

☆ 什么是被动运动

被动运动是指由他人（康复师、陪护家属）活动患者的偏瘫肢体，其目的在于伸展瘫痪的肌肉及关节周围组织，降低肌肉张力，防止关节挛缩，防止失用性肌萎缩。脑血管偏瘫的患者，应早期采用推拿按摩及肢体的被动运动。被动运动可松弛患者肌肉痉挛、牵伸挛缩，防止肌肉萎缩及关节粘连和挛缩，并可增强身体感觉，诱发肢体屈伸反射，为主动运动做好准备，被动运动与按摩推拿对昏迷及瘫痪较重的患者显得极为重要。

☆ 被动活动四方法

①上肢伸提运动。陪护人员一手握住患者患侧手腕部,一手握住患侧肘部,将患肢伸直向上牵提10~20次,注意动作一定要轻柔缓慢,以呼吸作为评定指标,一呼一吸,一提一放,待活动几次后方可逐渐加大活动量。

②上举直伸运动。陪护人员将上臂置于上举外展位,双手握住患臂手指,尽量将患臂伸直,并略向背侧加压,持续一段时间后,再放松手指,可重复数次,其力度及次数因人而异。

③下肢屈伸运动。陪护人员一手握患肢足部,一手握患肢膝部,使患者髋、膝、踝关节屈伸9~12次,内收9~12次,然后放松,并轻轻拍打抖动,其力要轻缓,以患者能承受为度,患者不可心急,以免受伤。

④放松运动。陪护人员将患者患臂放置于自然位置,重新拍打按摩患臂,并轻轻抖动,彻底放松。

☆ 被动运动五注意

①活动的肢体应置于舒适、放松的体位。

②活动的顺序从近端关节到远端关节。

③治疗师的手越接近关节越好,以一手控制活动的关节附近,另一手扶托关节远端。

④操作者动作应缓慢、柔和、有节奏,逐渐增大活动范围至最大限度。

⑤施力以不引起患者疼痛为度,避免突然施加暴力和冲击力,以防进一步损伤软组织。

☆ 急性期被动活动应注意六问题

①掌握活动时机。原则上是尽早进行,但因为病灶部位、抢救及时与否、急性期、危险期的差异,被动活动应遵循医嘱进行,因人而异,不可擅自进行康复计划。

②基本手法要熟练。操作者须手法缓慢匀速,柔和轻巧。

③循序渐进,持之以恒。患者不可急于求成,一般每日锻炼1~2次,10次为一疗程,休息1~2天继续治疗。

④配合其他显效疗法。主动运动被动运动相结合,与康复师(功能疗法,提议疗法、音疗、药疗等)相互沟通,优化组合。

⑤瘫痪的护理。瘫痪的早期,关节周围的肌肉松弛,切忌暴力活动。顺序应从大关节到小关节,循序渐进,缓慢、轻柔地进行,多做与挛缩倾向相反的活动,上肢以伸展外旋为主,下肢以屈伸内收为主。

⑥其他。在做患肢活动的同时应加强健侧肌肉的活动,以患者活动充分且感舒适为宜,活动前须做一些必要的准备活动,活动后做放松运动,患者在活动时应保持一个好的心态。

☆ 不能下床的患者也可锻炼

卧位床上训练治疗,即患者在卧位运用自己的力量,在健侧肢体的帮助下做自我被动训练的一种方式。康复师及陪同人员应给予帮助,促进患者功能恢复。

①骨盆上举。骨盆即臀部,抬高骨盆有助于防止患者体力、肌力和气力的低下,即便是高龄的老人也能做。患者先用健肢来做伸屈膝动作,患肢多半不能立膝,可在小腿下部扶助,使两膝立起,臀部上举。不能完成者,从骨盆下给予支持,待肌力增加后,将患者的下肢重叠到健侧腿上。

②立膝骨盆扭动。就是双膝立起后,将两膝并拢后向左右放下,使骨盆做转动的运动,开始须做必要的辅助,到患者能够立膝时,则依靠自己去完成,这是为步行时骨盆灵活运动做准备。

③由卧位向坐位过度训练。尽早进行坐位及耐力训练,将有助于患者偏瘫的恢复,并预防肺部感染、直立性低血压及全身脏器的功能低下。训练开始时可利用靠背架、摇床、叠起来的被褥,先从30°斜面起,逐渐过渡至90°直立位。早期偏瘫者,如果去掉

靠背,会因不能保持躯干的直立而倒下,因此要进行平衡训练。

④坐位平衡训练。

A.首先寻找坐位的感觉。患者呈直立坐位后,两腿伸直,双手自然下垂,陪护人员用手支撑肩部,用下腹、大腿支撑背部,待患者坐稳后,陪护人员从背部撤离下腹部或从肩部处撤下双手,以练习保持平衡。

B.陪护人员也可从前方握住患者的手,保持平衡,然后时而松手,进行训练,经过一段时间的训练,患者自己即能坚持坐好,保持平衡。陪护人员从各个方向轻轻推他,如果不倒,则完成坐位平衡训练。

C.坐位保持平衡操。躯干左右侧屈运动,患者取坐位,双足蹬地,两腿自然分开,手指并拢,向斜后方扶床,上半身交替倾斜,重心随倾斜而移动,上肢负担体重,左右旋转躯干,健侧手拉住患侧手,健侧上肢支撑患侧,屈曲至肩部上半身交替,左右旋转,达到活动上半身的目的。但应注意坐位训练时,医护人员及陪护人员应在旁边指导及协助患者,并防止患者跌倒、跌伤。通过上述练习后,仍达不到坐位平衡者,应以床上训练、轮椅生活为训练目标,尽量减少卧床时间。

☆ 站立训练不可少

站立是行走的基础,正确的静态站立姿势是两腿站直,脚底踩平,头居中,躯干伸展,双肩双髋分别处于水平位。动态站立是指站立时,头、躯干、四肢各部位可任意进行活动而身体仍保持平衡,偏瘫患者可保持坐位平衡后,即可进行站立训练。

起立坐下动作的要点是双腿后移,躯干前倾,腰向前移,双肩与双髋分别处于水平位置,腰向前移,髋、膝伸展而站起;坐下时,躯干前倾,屈膝,双臀坐落,在这个训练过程中,我们可借助一些工具,如平衡杠、桌子、椅子等或依靠陪护员,还可以借助床头、床边练习半起立动作。

具体方法是，患者坐于床边，双足着地，两脚分开，健手握患手，躯干前屈，将重心移至健侧，在保持前倾姿势时将腰抬起，慢慢站起，再将重心逐渐向患侧移动，身体离开床边。这时最易发生的问题是，膝关节发软（前屈）或膝过伸。训练时应注意在患者健侧手边提供可供抓扶的东西，以免患者跌倒。应采用夹板法和双手被动强直法，即双手放置膝关节前后，若膝关节呈伸位，置于前、后的手用相反的力量给予扶持，以免由于膝发软后伸造成肌腱、肌肉、软组织损伤，从而影响康复进度。

☆ 站立平衡康复训练

患者在站立前，应首先做好充分的准备活动，如坐位交替踢腿、抬腿、蹬腿运动及床边站立，待保持站立平衡后，可进行动态站立平衡训练，具体方法是：让患者站立，身体向前、后，左、右摇晃，使身体重心向两侧髋膝部转移；然后练习跨步动作，并在两腿一前一后的情况下，摇晃身体，使患者的身体重心向前后移动，或在一定负重的情况下，抬起另一只脚，向前向后做小幅度的跨步动作，患者也可在原地做平移，两腿交替动作。

提示：

行走训练时应注意：家属要注意分析患者行走步态，最好请专业的康复师提出康复计划，由于偏瘫患者的下肢屈肌力量及内收力量差，极易发生足内翻而形成画圈步态，为防止患者发生此种步态，就要加强患者的屈肌及内收肌锻炼，应嘱咐患者将足内侧踏实，重心移动后再跨出另一只脚。训练时，患者应注意行走的节律性、稳定性、协调性与耐久性，以提高行走的质量。

☆ 如何进行上肢及手的康复训练？

上肢及手是人们日常生活活动、学习、工作、感觉和防卫等重要的器官，手可行使各种复杂精细动作，恢复上肢及手的功能对于患者生活自理、劳动能力的恢复和回归社会至关重要。一般患者的大关节动作先开始恢复，手的精细动作恢复较慢、较差，需要进行强化训练。上肢各关节活动训练，一般从近端关节到远端关节逐个训练，主要是肩、肘、腕关节的活动训练。

①肩关节的活动训练。患者取仰卧位，康复师一手握患者的上臂，另一手握住前臂，然后沿患者身体中线慢慢向上举，并用"胳膊用力向上抬"等语言引导，直到接近健侧为止；或者用患肢绕过头顶去摸对侧的耳朵；坐位时可一手握住患者手掌，另一只手轻抬肘部，并不断用语言诱导，直到抬到最大限度为止。对肌力恢复比较好的要多做主动活动，即上臂前举、外展、后伸与上举动作，但不易过度疲劳。

②肘关节活动。大部分脑卒中患者，上肢屈肌力强、伸肌力弱，在恢复期应多做伸展活动，多练习肌力相对弱的伸肌，按摩肘关节，做前臂旋前或旋后的练习。

③腕关节活动。患者腕关节活动训练主要是背伸和掌屈的活动。训练时，让患者手指伸直，手背尽力向上抬。若手指不能伸直，可让患者握拳，做腕关节的背伸与掌屈，可配合做左右旋转活动，应多做背伸和左右旋转动作，有助于患者功能恢复、动作灵活。

④手指活动训练。包括抓物、握拳、对指、单指运动与全指运动。可借助拍球、转球、投球、接球、移动花生米或火柴棒，用筷子或练习写字等动作完成。

A. 单指运动。屈曲食指伸展，中指伸展，屈曲小指伸展，伸展拇指内收，伸展食指、中指、无名指、小指内收，反复练习。

B. 全指练习。全指间抓放物品训练，如抓玻璃球、蚕豆等。练习转动球，转动核桃，用筷子夹海绵、书写或使用键盘训练，都可训练患者精细动作的恢复。

☆ 怎样进行左手训练?

右侧偏瘫患者如果偏瘫肢体恢复不理想,应该学会用左手写字,应练习双手操作电脑键盘。

①左手写字。无论用哪个手写字,拿笔的方法是相同的,用右手持笔,笔向右倾斜15°~20°,用左手则是向左侧倾斜。汉字的写法是从左到右画线,左手或右手对于写"一"的区别为,右手是拉笔,左手是推笔。

②键盘使用训练。键盘操作多与手指运动训练有关,键盘练习既有助于手的协调训练,又有助于动脑。

6.戒烟限酒,健康长久

从数字看吸烟危害

☆ 3000亿

中国一年的烟草利税是3000亿,但每年因为烟草造成的健康所引起的经济损失要付出3800亿。

☆ 5.4亿

原卫生部发布的《2007年中国控制吸烟报告》中显示:我国有5.4亿人深受二手烟暴露的危害。

☆ 3.5亿

我国现有烟民3.5亿人,每年死于与烟草相关疾病的人数为100万。如果目前的吸烟状况得不到有效控制,到2025年与此相关的死亡人数将增至200万。

☆ 4000余种

烟草的烟雾是由4000多种化合物组成的复杂混合物。在这些化合物中,至少有69种为已知的致癌物。

☆ 10万

我国每年死于被动吸烟的人数超过10万,占因吸烟引发死亡人数的10%。

☆ 300次

每天吸一包半香烟的人,其肺部一年所受到的放射线量,累积起来相当于接受300次胸部X线透视。

☆ 8年

吸烟者癌症发病比不吸烟者早8年。

☆ 第1位

在整个人群中,肺癌发病率和死亡率均排在癌症首位。

☆ 30%

丈夫吸烟,妻子患肺癌的危险性增加30%。

☆ 30%

吸烟与30%的癌症有关,吸烟可以使肺癌、口腔癌、喉癌、气管癌、胰腺癌、胃癌、宫颈癌、膀胱癌等发病率上升。

☆ 40%

吸烟的男人受阳痿困扰的概率要比不吸烟的男人高出40%。

☆ 50%

医学调查报告表明,吸烟女性比不吸烟者患子宫颈癌或恶性肿瘤的机会高出50%。

☆ 60%

吸烟30年以上的妇女患乳腺癌的危险增加60%。

☆ 80%

每日吸烟15支或更多及烟龄达10年以上者,比不吸烟的妇女患子宫颈癌的机会大80%以上。

☆ 87%

87%的肺癌死亡由吸烟(包括被动吸烟)引起。

☆ 90%

30岁以前戒烟能使肺癌的风险减少90%。

从以上数字得出的结论只有一个，肺癌已成为我国第一大癌症，严重危害人们健康，给个人、家庭和社会带来沉重负担，是社会各界都应高度关注的公共卫生问题。

吸烟是死亡的"加速器"

☆ 香烟是为男人、愚昧的人、无知的人生产的。

吸烟是20世纪人类最大的公害，它所造成的健康、生命、经济和社会的损失罄竹难书。据各国研究，每1元的烟税收入就有1.2~1.4元的相应损失，因此，如果有2000亿元的烟税收入就意味着2400亿~2800亿元的损失。单独就巨额经济损失而言，尽管让人痛心，但终究是有限的。而吸烟带来的疾病、痛苦、早死、精神折磨、生离死别则不仅无法统计而且真正叫人心碎。英国著名流行病学家皮托博士指出：中国现有20岁以下人口5亿，按现在的吸烟率，将有2亿人成为烟民，其中5000万人将提前死于吸烟导致的相关疾病，这数字接近两次世界大战死亡人数的总和。5000万人早病早死，多么触目惊心！

一位德国科学家在抨击某西方大国向非洲、亚洲穷国出口香烟时说，这是"向穷国出口死亡，是世界级罪犯"。因该国政府在国内号召百姓为了健康不吸烟，使人群吸烟率年年下降，但却向烟草公司大量补贴，鼓励其向穷国经销香烟，使穷国更穷，穷人死得更早，富国赚回了金钱，出口了死亡。

一位跨国烟草公司总裁说得很坦率：我们生产香烟，但不吸烟，香烟是为穷人、愚昧的人、无知的人生产的。一位为烟草公司做巨型广告的酷哥牛仔51岁时死于肺癌，临死前良心发现，声泪俱下向世人痛彻忏悔：我为烟草公司做了一辈子广告，我害了自己也害了大家，我后悔，我劝你们：为香烟花钱，不值得；为香烟去死，更不值得，我劝你们不要吸烟。

☆ 吸烟比赛的奖品是心梗

中央人民广播电台曾报道，解放军英模叶景林为创作评书《回家》，曾一天一夜在小屋里吸烟3~4盒，因患肺癌48岁英年早逝。有些年轻人视生命如儿戏，甚至将抽得多作为赌博的筹码。在一个工厂里，几个年轻人打赌，看谁在一小时内烟抽得最多，还得是"大循环"，不是"小循环"。"大循环"就是烟从嘴里进、鼻孔出，"小循环"是哪进哪出。最后一个小伙子以一小时抽掉一包烟的"佳绩"勇夺桂冠，"奖品"是急性心肌梗死，终身丧失劳动能力，进医院急救才捡回一条命。

☆ 每天限5根，不妨试试看

戒烟分两种类型，一种是主动戒烟，病人高高兴兴、真心诚意、心甘情愿、主动戒烟；另一种是被动戒烟，戒烟以后，好的效果不明显，甚至得癌症的更多，死得更快了。为什么？是不是因为抽惯了烟，一戒挺不习惯，就得病了呢？当然不是。主要原因在于他是被动戒烟，是被迫的、窝囊的戒烟，不是心甘情愿的，所以在情绪上、心理上都是抵触的，郁闷的，效果自然不好。

吸烟的害处已举世公认，越早戒越好。如果一时戒不掉，可以把每天的吸烟量，限制在5支以内，这样吸烟的危险度就会小一些。需要提醒的是，患心肌梗死的人吸烟量要减少，干脆不吸最好。

☆ 世界风行的"五日戒烟法"

在国际上风行的"五日戒烟法"，经我国引进后试用也取得了良好的效果。自1959年提出至今，各国已有2000余万人用此法戒烟，平均戒烟率达37.4%。

"五日戒烟法"采取集体施教，每日授课1小时，座谈、知识讲座、行为矫正指导相结合，学习班结束后随访6个月评价效果。讲课中心的教师以幻灯、投影、座谈等方式帮助学员下定决心，树立恒心戒烟，示范腹式呼吸法，介绍正确的健康生活方式，发挥小组的集体力量，互相鼓励，共同度过"戒烟不适期"，走向成功。

学习过程有3个阶段：

生理准备。教你腹式呼吸，指导有氧体育运动和放松学习；回避所有能影响戒烟决心的药物与习惯；调整食物结构，增加饮水量，促进体内毒素的排出。

学习准备。思考吸烟利弊，权衡得失，掌握自我意识的控制能力，摸索一套没有香烟的健康生活模式，选择一个明确的日子突然彻底戒烟。实践证明，这对许多人来说都是一个可取的方法。要充分了解，戒烟中出现的症状是戒烟过程中不可避免的困难，是你身体建立新的平衡信号。回吸只是发展中的一个曲折，而不是最终结果；对某些回吸信号采取积极措施，就可以保持戒烟成果。

社会准备。找对策回避烟友和吸烟环境；学着抵御烟草的诱惑；与不吸烟者交朋友；从朋友和家人处获得帮助，接受监督；经常发现戒烟在生活中的各种益处。

通过"五日戒烟法"，吸烟者会惊喜地发现自己身心各方面的变化，最大益处莫过于重新获得了自信、自尊、自爱以及对生活和自身的控制。许多人发自内心地说："我能控制自我，知道如何对待生活了。我摆脱了尼古丁。小烟卷，永远告别了！"

☆ 高脂血症患者更应戒烟

科学家发现，吸烟会引起或加重血脂异常。有人观察到，吸烟者的血清总胆固醇水平显著高于非吸烟者。吸烟降低血清高密度脂蛋白胆固醇水平。高密度脂蛋白胆固醇是所谓的"好的胆固醇"，高密度脂蛋白可以保护我们的血管。并且吸烟量越大，血清高密度脂蛋白胆固醇水平越低。吸烟还可以使血清甘油三酯水平升高。暴露于烟雾中的低密度脂蛋白容易被氧化修饰，形成对血管危害更大的氧化型低密度脂蛋白颗粒。吸烟是冠状动脉粥样硬化的主要危险因素。不过，及早戒烟可大为降低其危害。研究表明，戒烟一年，危害性降低一半，血清高密度脂蛋白胆固醇可增加至非吸烟者的水平。需特别指出的是，长期受吸烟者影响的被动吸烟者，血清高密度脂蛋白胆固醇水平也会下降，而总胆固醇水平则升高。所以说，吸烟不但害己，也殃及旁人。下定决心戒烟，于自己和别人都有利于冠心病的防治。

烟酒亲兄弟，并非一家人

人们常把烟酒混在一起谈，"烟酒不分家"，以为两者差不多，其实它们有本质的不同。

从历史上看，酒有5000余年历史，在文字出现以前，远古的岩画上已有酒具的图案，而烟是15世纪哥伦布发现美洲新大陆后带回欧洲的，烟的盛行只有200余年的历史。从地域上看，世界各古老民族都有自己传统的米酒、果酒，特色各异，五彩缤纷，而烟草则仅此一种，别无分类。从医学上看，酒有广泛的用途，酒与医本是一家，现代医院每天都离不开酒精。烟则有百害而无一利。从文化上看，酒在各国都有丰富多彩、引人入胜的文化人文内涵，帝王将相，才子佳人，风花雪月，情仇爱恨都与酒分不开，而烟则相形见绌，只能甘拜下风。酒的气质和品位是烟所无法比拟的。

☆ 酒是一把"双刃剑"

现代流行病学研究表明：每日饮少量酒能有效地降低高血压病及冠心病的患病率和病死率。适量饮酒能缓解紧张，改善情绪和睡眠，有助于人际交往。

但是，饮酒少量可以，多则不行，以每日不超过15克酒精为限。少量饮酒，按国外的标准是30克酒精，按我国标准为15克酒精。这样，葡萄酒、绍兴酒在100毫升以内，60度白酒就是25毫升，如果啤酒就是300毫升。

酒是一把"双刃剑"。少量饮酒是健康的朋友，过度饮酒是罪魁祸首。

酒喝多了以后很危险。据国外研究报道，40％的交通事故死亡者、50％的监狱罪犯、25％的重病人都是和酗酒有关的。酗酒还可引起肝硬化、酒精性心脏病、酒精性精神病、脑卒中、肿瘤、帕金森氏综合征以及其他严重的社会问题，例如道德的沦丧。有的人酗酒后通宵搓麻将打牌，大喜大悲，大吃大喝，触犯了"饱餐、酗酒、激动"三联征，当天激动，当天死亡。

其实，酒精是一种很容易被人体吸收的物质，约1／4由胃黏膜直接吸收，其余经小肠上部黏膜于2小时内全部进入血液中，在空腹及低浓度时吸收加快。酒后的临床表现因人而异，一般饮酒后体内酒精量达20～40毫升时，可感到轻松愉快，语言增多，有时则表现出粗鲁无礼、感情用事、时悲时喜、时怒时愠。当人体内酒精量达50～100毫升时，则表现为语无伦次、神情恍惚。

饮酒过量还可造成冠状动脉痉挛和阿-斯综合征。有一位男性，50岁，在宴会上与朋友饮白酒3瓶，3小时后突感胸骨后压迫、憋闷不适，到医院急诊室已不省人事。这就是发生了阿-斯综合征。抢救过来心电图出现急性心肌缺血改变。在酒精中毒死亡者尸检中，可以见到肺部、心肌、胰腺、胃黏膜有多处出血点，脑膜血管高度扩张充血，切面脑实质有散发性出血。

美国保险公司有一个统计，不喝酒的人，滴酒不沾的人得病多，寿命短还死得快。而酗酒的人，每天喝大量酒的人，得病更多，死得更快。少量喝酒的人，每天喝点红酒、黄酒、果酒的人，得各种疾病的极少，寿命最长。

少量喝酒的人比不喝酒的人平均寿命长1岁，大量喝酒、酗酒的人比少量喝酒的人平均寿命短8岁。

☆ 天堂地狱，一步之遥

欧洲20个工业化国家的横向流行病研究表明：酒精的消耗量与冠心病的死亡率成逆相关。在前瞻性的流行病学研究中发现：在每天都少量饮酒的人群中，其高血压与冠心病的患病率和死亡率都比不饮酒者低。美国癌症学会对年龄40~59岁的28万名男子的饮酒习惯进行了12年跟踪研究，发现适量饮酒（每天不超过15~30克酒精）的人其心脏病死亡率比不饮酒者低20％。加拿大蒙特利尔心脏病研究所的资料显示，适量饮酒可减少40％的冠心病发作。原因是适量酒精能升高血液中的高密度脂蛋白胆固醇，即"好"的胆固醇，因而能减少动脉粥样硬化斑块的形成，这在猕猴的饮酒实验中也得到证实，饮葡萄酒组猕猴的动物粥样硬化发生率为8％，而对照组为48％。新近的研究发现，适度饮酒者体内C-反应蛋白含量最低，表示酒精有一定的抗炎症作用，这也有利于减轻动脉硬化的发生。美国大都会人寿保险公司的资料表明：适量饮酒者比滴酒不沾者更健康，而且平均预期寿命延长1岁。

但千万别忘了，酒是把双刃剑，酒并不是谦谦君子，只要过量，即只要一步之遥，酒立刻凶相毕露，把饮酒者送入地狱。在生理上，酒促使动脉粥样硬化斑块破裂，造成急性心肌梗死和猝死；在心理上造成酒精成瘾，依赖，人格变态；在伦理上造成道德沦丧，刑事犯罪，对个人、家庭和社会造成严重破坏，后果难以估量，而且实际上是愈演愈烈，尤其在当前中年多病、英年早逝的热点中起着推波助澜的作用。有鉴于此，世界卫生组织旗帜鲜明地提出了自己的新观点，它把过去的"少量饮酒有益健康"的口号改为"酒，越少越好"。因为少量饮酒的好处很容易被饮酒的巨大弊端所掩盖，也就是把"对酒当歌"改为"对酒莫歌"了。实际上，即使在以前认为少量饮酒有助预防冠心病的时候，世界卫生组织也从不提倡以少量饮酒作为预防冠心病的方法，为的是防止酗酒的巨大社会负面作用。

☆ 酗酒之害，触目惊心

只要想一想监狱里罪犯的50％、交通事故的40％，和医院重病人的25％都与酗酒有关，而这意味着数以万计的人、数以千计的家庭和无数痛苦悔恨都与酗酒有关，就会使人不寒而栗，更不用说许多人们耳熟能详的名人精英因急性心肌猝死、肝硬化、肝癌而遽然离世，那么酗酒意味着什么就更触目惊心了。

一位美国医生，其父是里根总统高级幕僚。他从哈佛大学医学院毕业不久，一次周末欢宴，年轻气盛，酒后驾车，在高速路上，汽车冲出护栏100余米，粉身碎骨，令人痛彻肺腑，刻骨铭心。

酒精很容易被吸收，空腹时在胃内可迅速直接吸收20％，数分钟内使人酒醉，如胃内有食物，尤其是淀粉类食物可明显延缓吸收，避免醉酒。酒精吸收后由肝细胞中乙醇脱氢酶及乙醛脱氢酶依次分解，由于酶的活性差异，故酒量也因人而异。但差异不会很大，不像某些毒品差异达数十倍之多，因而酒喝多就一定会醉。不久前在俄罗斯的一次饮酒比赛中，冠军喝了1.5千克伏特加。回家后20分钟死亡，其余5名获奖者也全部送入医院抢救，饮酒比赛组织者也以"谋杀罪"被告上法庭。

饮酒后，随着血中酒精浓度上升，神经精神系统会产生不同反应。有位学者精辟地描述：起初，当血中酒精浓度为20mg％时，饮者表现如孔雀，愉快而健谈，思维敏捷，乐而忘忧，好展示吹嘘自己；当浓度为40mg％时，表现如狮子，精神亢奋，自高自大，语言傲慢，科长说成处长，刚愎自用，略有微醉（按交通法规定，50mg％即为醉酒驾车）；当浓度为60mg％～80mg％时，表现如猴子，自控力减弱，行为古怪，顽皮戏谑，喋喋不休，手有微颤；当浓度在80mg％～100mg％以上时，表现如蠢猪，思维紊乱，步履蹒跚，反应迟钝，语无伦次。有的开始朦胧倦睡，渐入昏睡。酒精浓

第八章　疾病三分治七分养

度再高，可导致昏迷，深度麻醉，直至死亡。戴安娜王妃车祸时，其司机血中酒精浓度已超过第四个阶段，属醉酒驾车。

☆ 要健康，不要杜康

酒的品种很多，有果酒、啤酒、黄酒、白酒、红酒等。对健康人来说，适量饮酒是有一定益处的。它能兴奋大脑，使心跳加快，血管扩张，促进血液循环，刺激食欲。

近年来研究证明，少量饮酒尤其是红酒，可以调节血脂。适量饮酒不仅可使低密度脂蛋白胆固醇（英文缩写：LDL-C）浓度降低，而且可升高高密度脂蛋白胆固醇（英文缩写：HDL-C），因为HDL具有抗动脉硬化作用，故HDL-C被视为是一种"好"胆固醇。它还可以抑制血小板的聚集，并增强纤维蛋白的溶解，因而阻止血液在冠状动脉内凝固，起"活血化瘀"的作用。因此有人认为，适量饮酒可使患冠心病危险性下降。

然而，长期大量饮酒者常引起血脂升高，少数人适应能力较差，长期大量饮酒，可能会出现严重的高脂血症。

大量饮酒，特别是长期酗酒会使血脂升高，对健康极为不利。有酒癖者，最好控制酒量，每天啤酒不过7两，红酒以3两为度，若是白酒则1两足矣，这对血脂可能还有一定的调节作用，而不致损害健康。有高血压、肝、脑、肾等疾病的病人以及长期服用阿司匹林者，需特别注意，为了健康，谢绝杜康。

☆ 酒是高甘油三酯的催化剂

限制饮酒是高甘油三酯患者的重要治疗措施。与其他类型的高脂血症相比，禁酒对高甘油三酯患者来说，有更加重要的意义。为什么这么说呢？因为酒精除了给身体提供更多的热量外，还可以刺激甘油三酯合成，使血中甘油三酯升高；加以大量美味佳肴伴酒助兴，也就意味着更多的热量和脂肪进入体内，为甘油三酯的升高增添了原料。

更为重要的原因还在于，甘油三酯明显升高的患者饮酒，会发生急性出血性胰腺炎，严重威胁生命安全。因为高甘油三酯给胰腺炎的发生提供了一个合适的内部环境，而酒精是促使胰腺炎发生的强有力的外部因素，二者内外结合，就使急性胰腺炎发生的危险大大增加了。

急性胰腺炎起病急，病情重，治疗效果不好，其死亡率高达50%以上，一直是严重威胁人们健康的医学难题。所以说，严重的高甘油三酯患者酗酒其危险性真可说是无异于玩火自焚了。因此，我们奉劝已知甘油三酯升高且曾患过胰腺炎的朋友，为了您的生命安全，请远离酒精，谢绝一切"人情酒"、"社交酒"，莫把生命当儿戏！

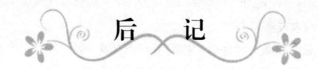

后　记

　　要想健康快乐地活100岁，只依靠药物是不够的。据科学家统计：医药只占健康因素的8%，健康生活方式占60%。您要关爱自己，有个好心态，注意饮食，每天走走路，就可以了，不用去花多少成本，更用不着什么高科技，只要自己爱自己，就会事半功倍。为什么一些亿万富翁，三十几岁就没了，而那些不当官、也没钱、吃的也很普通的农村老头老太太并不懂什么热量、滋补，却能活到八九十岁甚至百岁，答案很简单，那些亿万富翁们违背了自然规律，琳琅满目的食品、觥筹交错的饭局、通宵达旦的牌桌使他们迷失了自我，也与健康愈行愈远。

　　古希腊名医希波克拉底指出："患者的本能就是患者的医生，医生是帮助本能的。"你看，在平时你的手被刺破了，一会血就凝固了；胃肠穿孔了，大网膜会去堵塞；骨折了只要对位，不感染，就愈合得很好，根本不需要什么接骨药，所以最大的本事是自身的免疫力。当然，并不是让人们有病不去医院，在什么时候去看医生，要根据病情来决定。即使去看医生也需要把自己的不适叙述清楚。更重要的是，在无病的时候，如何掌握自己的身体状况，调理自己的身心健康，关爱自己，其实最好的医生是自己，最好的医院是厨房，最好的药物是食物。在临床工作40年中，我面对前来看医生的患者，我深深地感到，医生给他的帮助是有限的，而且任何帮助都不能使患者恢复到得病以前的状态，因此说，让人不生病的医生才是好医生。

"救死扶伤回春妙手臻奇迹，驱邪保健济世丹心献忠诚"，作为一名已经退休的老医务工作者，虽已近桑榆之年，但我为百姓解除病痛的医者情怀并没有因为年龄的增长而淡化。为健康解危济困，为生命保驾护航，为岁月找回欢乐，为百姓放飞吉祥是每一个医务工作者的神圣职责。闲暇之余，我查阅大量资料，并结合自己从医40年的实践整理编辑了此书，目的是普及健康知识，让百姓改变自己不良的生活方式，让人们把健康的金钥匙握在自己手中。我相信，我们现实生活中的每一个人，只要从生活中的一点一滴做起，完全可以60岁没有病，80岁不衰老，轻轻松松活到100岁，这就是我编辑《做自己的医生》这本书的初衷。不足之处，还请读者朋友们批评指正。

此书的出版得到了各级领导的重视，通辽市卫计委主任王向东同志亲笔作序，通辽市老卫协会会长马英杰同志为本书亲自赋诗《七律》一首，奈曼旗卫生局局长王景军同志从健康教育方面对本书做了指导，对全旗普及健康教育知识提出了要求，在此表示衷心的感谢并致以崇高的敬意。

后
记

张天文
2016年4月于奈曼